James Tyler Kent

Philosophische Gedanken zur Homöopathie

Aphorismen

James Tyler Kent

Philosophische Gedanken
zur Homöopathie

Aphorismen

Zitate
Sprüche
Lebensweisheiten

Übersetzung durch Hermann Speiser

Groma Verlag Baar

1. Auflage Januar 2004

E-Mail: groma@groma.ch, Internet: www.groma.ch

Buchversand für Deutschland:
Peter Irl, Neurieder Strasse 8, 82131 Buchendorf
E-Mail: info@irl.de, Internet: www.irl.de

Typografische Gestaltung: Satzzentrum Zug
Umschlaggestaltung: SE Design, Zürich
Druck: Multicolor Print AG, 6341 Baar

ISBN 3-9521004-4-7

*«Schieb alle Theorien beiseite
samt allen Glaubenssätzen und
halte dich an die simplen Tatsachen.»*

James Tyler Kent

Vorwort der Herausgeber

Es ist uns eine grosse Freude, die schon länger vergriffene deutsche Übersetzung von Kents Aphorismen in überarbeiteter Fassung zu verlegen.

James Tyler Kent (1849–1916) war einer der bedeutendsten und einflussreichsten Homöopathen. Er war der Überzeugung, dass es ohne eine begründete, überzeugende Philosophie keine echte Heilkunst geben könne.
Die Hauptaufgabe des Homöopathen ist es, das Geistige im Hintergrund einer Krankheit zu sehen. Aus diesem Grund verlangte Kent von seinen Schülern das intensive Studium der homöopathischen Philosophie.
Damit hat er der klassischen homöopathischen Lehre seinen unverwechselbaren Stempel aufgedrückt.

Die vorliegenden Aphorismen dürfen als Quintessenz von Kents Denken angesehen werden. Sie sind eine wahre Fundgrube an Impulsen zu einem erweiterten Verständnis von Krankheit und Heilung und zum Leben im Allgemeinen. Hier finden Sie die wichtigsten Grundgedanken der klassischen Homöopathie in konzentrierter Form.

Der Übersetzer, Herr dipl. rer. pol. Hermann Speiser, hat sich intensiv mit Kent und seiner Auffassung von Homöopathie sowie der dahinter stehenden Philosophie befasst. In minutiöser Kleinarbeit und mit grosser Kompetenz ist ihm eine Übersetzung gelungen, welche sowohl der Sprache wie auch der Philosophie des Textes in hohem Mass gerecht wird und seinesgleichen sucht. Wir danken ihm ganz herzlich für die hervorragende Arbeit.

Wir sind überzeugt, dass die Lektüre Ihnen, liebe Leserin, lieber Leser, einen Einblick in die Denkweise eines der grössten Meister der klassischen Homöopathie gewährt. Auch wenn Sie schon viel über die Homöopathie wissen, werden Sie neue Impulse und Anregungen zur Vertiefung ihres Wissens erhalten.

Groma Verlag
Heidi Grollmann
Urs Maurer

«Alles Seiende hat ein Inneres,
ohne das sein Äusseres nicht bestehen könnte.»

James Tyler Kent

Lebenslauf von James Tyler Kent (1849–1916)

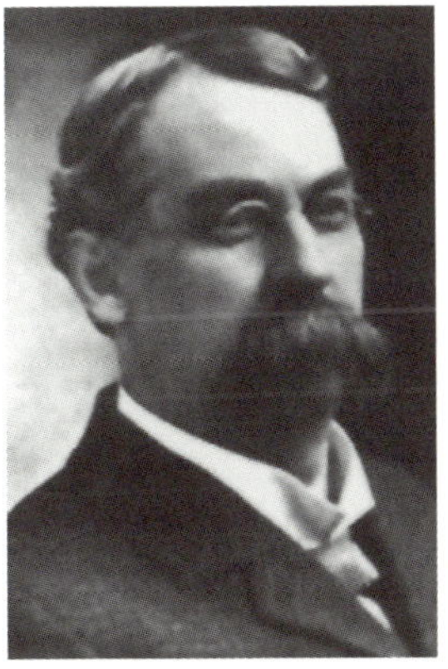

James Tyler Kent wurde 1849 in Woodhull im Staat New York/USA geboren. Bereits mit 28 Jahren wurde ihm die Anatomieprofessur in St. Louis erteilt. Als seiner unheilbar erkrankten Frau sowohl durch seine Bemühungen und die seiner Ärztekollegen nicht geholfen werden konnte, wurde ein homöopathischer Arzt zu Rate gezogen. Die homöopathische Behandlung stellte die Gesundheit von Kents Frau innerhalb sehr kurzer Zeit wieder her. Durch dieses Erlebnis tief beeindruckt, begann er sich intensiv mit der Homöopathie zu beschäftigen. Nach dem Homöopathiestudium wurde Kent zu einem ihrer brillantesten Verfechter und verschrieb sich kompromisslos der Homöopathie.

Durch ihn wurden die Grundsätze Hahnemanns verdeutlicht und verbreitet. Die Wichtigkeit der psychischen Symptome und die Bedeutung des ganzen Arzneimittelbildes konnte keiner so hervorragend darstellen wie er.

James Tyler Kent befasste sich zeitlebens mit spirituellen und geistig philosophischen Themen. Er vertrat den Grundsatz, dass man den Menschen verstehen muss, bevor man seine Krankheit behandeln kann.

Ausserdem entwickelte er die Hochpotenzen und veröffentlichte zahlreiche homöopathische Werke. Seine drei grossen Werke «Lectures on Homoeopathic Materia Medica», «Lectures on Homoeopathic Philosophy» und «The Repertory of Homoeopathic Materia Medica» gehören heute noch zu den Standardwerken jedes Homöopathen.

Am 6. Juni 1916 starb Kent in Montana/USA. Die Homöopathie hat ihm sehr viel zu verdanken.

Wahrheit ist überall ein Schwert,
das tief verwundet,
wobei viel Blut fliesst.

Je mehr Idole ein Mensch hat,
desto weniger ist er imstande,
die Wahrheit zu finden.

Man kann Medizin und Theologie nicht trennen.
Der Mensch lebt von oben nach unten,
von seiner inneren Geistigkeit
nach seiner äusseren Körperlichkeit.

Eine Wahrheit,
verschiedenen Menschen verkündet,
wird je nach der guten oder
schlechten Geisteshaltung des Einzelnen
angenommen oder verworfen.

Der äussere Mensch
ist nur die Verkörperung des inneren.
Darum sind die Folgen der Krankheit (Symptome)
nur die äussere Erscheinung
des inneren Krankheitsgeschehens.

In einem gesunden Menschen
spielt sich alles harmonisch ab.
Schau dir den Menschen an,
wenn du den Kranken heilst.

Hahnemann hatte ein ungewöhnliches Leben.
Er war umsichtig wie eine Frau, und das sagt viel.
Er hatte eine Aufgabe zu erfüllen, der er gewachsen war.
Lauter, ehrenhaft und edel, ein rechtschaffener Mann
sich selbst und seiner Familie gegenüber.

Ein Mensch, der das Verbrechen liebt,
lebt darin, es wird ein Teil seines Wesens
und zeigt sich dann in seiner äusseren Erscheinung.
Ein Mensch, der die Wahrheit und Humanität liebt,
lebt in diesen Welten,
die ein Teil seines Wesens werden.
Sie spiegeln sich in seinem Aussehen
und in seinem Lebenswandel wider.

Bei dem Versuch, eine grosse Zahl
von «grossen Operationen» zusammenzubringen,
ohne Rücksicht auf das Wohl des Patienten,
offenbart sich eine unglaubliche Hartherzigkeit
und ein Mangel an Barmherzigkeit.

Wenn du jene Geisteshaltung verlierst,
die das Gute im Menschen sucht,
bist du kein Homöopath mehr.

Verachte die Homöopathie,
wenn sie nicht imstande ist,
kranke Menschen zu heilen.

Die, welche sagen,
sie hätten die Homöopathie ohne Erfolg getestet,
beweisen damit nur ihre Ignoranz.

Solange sich jemand auf die Sinneswahrnehmungen
statt auf seine Vernunft verlässt,
wenn er entscheiden will,
was wissenschaftlich ist und was nicht,
solange ist er verwirrt.
Solange werden sich die Wissenschaften bekämpfen.

Die Alte Schule muss die Pathologie kennen,
bevor sie die Krankheiten behandeln kann,
und sie muss ein «post mortem» haben,
bevor sie die Pathologie kennt.

Solange einer glaubt,
dass Diabetes eine Krankheit ist,
ebenso wie die Brightsche Krankheit,
solange ist er ein Ver-rückter in der Medizin.
Seine Gedanken befassen sich
nur mit den Resultaten der Krankheit.

Es hat mit Homöopathie nichts zu tun,
wenn man fragt:
«Können Sie einen Krebs heilen?» oder:
«Können Sie Epilepsie heilen?»

Krankheitsnamen
darf es in der Homöopathie nicht geben.
Man halte im Gedächtnis nur fest,
dass man eine *Art* von Scharlach,
eine *Art* von Masern, eine *Art* von Tuberkulose
oder von Diabetes gesehen hat,
und so soll man auch von ihnen sprechen.
Dann ist klar, was gemeint ist.

In Erfüllung seiner Pflicht gegenüber dem Kranken
unterscheidet sich der Arzt von allen anderen.
Sein Wirkungskreis ist von dem
der gewöhnlichen Menschen verschieden.
Das gilt noch tausendmal mehr in der Homöopathie.
Jemand, der sich auf diese seltsame
«Läuterung des Herzens» eingelassen hat,
denkt immer an das Gute in seinen Patienten,
nicht an die menschliche Kritiksucht.
Er erwirbt die Fähigkeit,
auszusprechen, was rechtens zu tun ist.
Er strahlt Rechtschaffenheit aus.

Es herrscht eine Art von Ver-rücktheit
in den Wissenschaften unserer Zeit.
Alle Gesetze schieben sie beiseite,
um beispielsweise
der Molekulartheorie nachzulaufen,
weil sie immer etwas brauchen,
was sie mit den Fingern fühlen können.

Wenn es keine Idiosynkrasie gäbe,
gäbe es keine Homöopathie.
Man ist für gewisse Dinge empfänglich.
Man ist empfänglich fürs Krankwerden
und ebenso fürs Gesundwerden.

Die Heilkur stützt sich
auf den Empfänglichkeitsgrad.

Heilmittel wirken wie eine Ansteckung;
man zog sich eine Krankheit zu,
und dann zieht man sich das Heilmittel zu.

Dynamische Störungen im Innern
werden durch dynamische Einwirkungen behoben.
Die Natur lehrt dich,
Unterdrückungen zu vermeiden.
Ein Homöopath darf sein Mäntelchen
nicht nach dem Winde hängen.
Bestimmte Leiden sind manchmal nötig,
um am weiteren Krankheitsverlauf zu erkennen,
welches Mittel gebraucht wird.

Die Gemütsbewegungen
charakterisieren den Menschen.

Du musst die innere Natur eines Patienten
sehen und erfühlen,
so, wie ein Künstler das Bild sieht und erfühlt,
das er malt. Er fühlt es.
Übe das Erfühlenkönnen des Organischen,
des Lebens, der Seele.

Man darf sich nicht
auf Glückstreffer und Vermutungen verlassen.
Alles hängt von einem sorgfältigen Studium
des individuellen Falles ab.

Es winken mühsame Arbeit und mancher Misserfolg.
Doch wenn man hin und wieder
bei einem schier hoffnungslosen Fall
mit seiner Behandlung Erfolg hat,
lohnt sich die Mühe.

Auswendiglernern fehlt die Erkenntniskraft.
Sie können nur wahrnehmen, was sie sehen,
und sie sehen bloss die Oberfläche.

Gedächtnis ist so lange nicht Wissen,
solange die Sache nicht begriffen
und angewandt worden ist.
Damit wächst auch die Wahrnehmungsfähigkeit.

Erfasse zuerst das Mittel,
dann die Leitsymptome.

Jeder Ignorant meint,
dass er die höchste Stufe des Wissens erreicht hat.

Der Arzt, der gegen sein Gewissen handelt,
zerstört seine Wahrnehmungsfähigkeit.

Was wie Intuition erscheint,
ist nur die Anwendung dessen,
was wir verstanden haben.

Es ist die unvollkommene Maschine, die stirbt.
Die Lebenskraft gehört der Seele an
und kann weder zerstört noch geschwächt werden.
Sie kann in Unordnung gebracht werden,
aber sie ist in ihrer Gänze vorhanden.

Man kann nur
durch eine der Lebenskraft ähnliche geistige Kraft
krank gemacht oder geheilt werden.

Es ist undenkbar, von Bewegung oder Kraft zu sprechen
ohne eine Geistige Substanz.
Kraft oder Bewegung von nichts ist undenkbar.

Es ist eine ernste Sache, dem Geist zu erlauben,
an etwas anderes als Qualitäten zu denken,
wenn man von Kraft spricht.

Es gibt nichts in der Welt,
das nicht durch etwas Vorhergehendes existiert.
Das kann man mit den simpelsten
materialistischen Vorstellungen nachweisen.

Es gibt gegenwärtig eine anhaltende Diskussion
über die Kraft als einer Energie,
der nichts vorhergeht.
Das zeugt von einer heillosen Verwirrung.

Alles Seiende hat ein Inneres,
ohne das sein Äusseres nicht bestehen könnte.

Die Geistige Ursubstanz
ist die Substanz aller Substanzen,
und alle Dinge kommen von ihr.
Sie ist das Erste, und aus ihr kommt alle Kraft.

Über die Geistige Substanz
kann man weder mit dem Gewicht, noch mit der Zeit,
noch mit dem Weltraum etwas aussagen.

In der kompakten Materie
findet sich keine einzige uns bekannte Kraft.
Dagegen urständet jede Kraft in der Geistigen Substanz.

Die nicht weiter zerlegbare Substanz
oder der Strahlungszustand der Materie
ist gerade so viel Materie
wie die Materie in ihrem Aggregatzustand.

Das, was die Dinge dieser Welt zusammenhält,
geschieht durch die Geistige Substanz.

Jeder, mit dem du zusammentriffst,
hat seine eigenen Ideen und Theorien.
Wenn er dich über die Homöopathie befragt, zögere,
weil ihm ja die Grundkenntnisse fehlen.

Wenn er dir Fragen über homöopathische Dinge stellt,
wird er auf dich hören,
sobald du ihm deine Ansichten darüber mitteilst.
Wenn du ihm aber sagst, das *ist* so und so,
wird er dich wahrscheinlich verwundert angucken
und Zweifel hegen.

Dein Gegner kann sich jederzeit
auf seinen «gesunden Menschenverstand» berufen
und immer zugkräftiger reden als du,
so dass dir viele Leute
in gutem Glauben den Rücken kehren.

Alles, was von der Genauigkeit absieht,
ist unwissenschaftlich.
Der Arzt muss Klassiker sein,
alles muss methodisch vor sich gehen.
Wissenschaft hört auf, wissenschaftlich zu sein,
wenn Gesetze schlampig angewandt werden.

Ewige Gesetze allein haben Autorität.
Das Ähnlichkeitsgesetz ist ein Göttliches Gesetz.
Sobald man das Ähnlichkeitsgesetz verstanden hat,
hat man die Vorsehung verstanden,
die Gesetz und Ordnung ist.

Wenn du deine Homöopathie nicht ausübst,
weihst du sie dem Untergang.
Du übernimmst damit eine so grosse Verantwortung
wie der, der die Wahrheit erkannt hat,
aber von seinem Wissen keinen Gebrauch macht:
Ihm ergeht es wie dem alten Ägypten.

Die Kranken haben Anspruch auf exaktes Wissen,
nicht auf Vermutungen.

Vergiss die Namen, wenn du verschreibst.
Sie sind nur für die Dummen
und die Gesundheitsbehörden.

Die Krankheit kann nicht benannt,
sondern nur wahrgenommen,
nicht klassifiziert, sondern nur angeschaut werden.
So kann man ihre wahre Natur entdecken.

Schieb alle Theorien beiseite
samt allen Glaubensdingen und -meinungen
und halte dich an die simplen Tatsachen.

Der menschliche Geist
sollte nicht mit technischem Kram belastet werden.
Dieser tötet die Beobachtungsgabe
und hemmt den Verstand.

Du musst fähig sein,
jeden Botschafter des inneren Menschen
zu erkennen.

Ein gottloser Mann
hat so wenig Ahnung von den Empfindungen
einer vornehmen, tiefreligiösen Frau
wie ein Hummer.

Ein Arzt muss sehen und fühlen
wie ein Künstler, der ein Bild schafft.
Er muss durch seine Kenntnis des menschlichen Herzens
die innere Verfassung einer Frau erkennen,
deren religiöse Melancholie
er sonst nicht verstehen könnte.

Jeder moderne Wissenschaftler will etwas finden,
das er als seine eigene Entdeckung ausgeben kann.
Ein solcher Mensch
kann die Homöopathie niemals verstehen.
Er arbeitet bloss für sich selbst.
Er hat sich so lange mit Äusserlichkeiten aufgehalten,
dass es ihm unmöglich geworden ist,
vernünftig zu denken.

Solange ein Mensch sich damit begnügt,
alles nur mit seinen Augen, seinen Fingern,
mit Pseudowissenschaft
und den entsprechenden Theorien anzusehen,
vernünftelt er vom Hintersten zum Vordersten,
mit anderen Worten, von sich aus.
Das ist Wahnsinn.

Menschlicher Unglaube und menschliche Meinung
haben keinen Einfluss auf die Wahrheit.
Die Erfahrung des Homöopathen
ist gesetzmässige Erfahrung, sie bestätigt das Gesetz,
und dadurch erhält sich die Ordnung.

Was hat es schon zu bedeuten, was die Leute
von einem rechtschaffenen Menschen halten?
Sein Ruf verbreitet sich von selbst.

Ein Mensch, dessen Hilfe etwas wert ist,
kann in der Gosse verhungern,
um seinem Nächsten aus Liebe etwas Gutes zu tun;
diese Kraft, diese Einsicht wird er gewinnen.
Ein solcher Arzt mag erkennen,
was es heisst, seine Pflicht zu tun.

Die Materia Medica inspiriert nie die Wahrnehmung.
Der Arzt muss Zuneigung für sie entwickeln,
dann wird er in dem Masse verständiger werden,
wie er diese Tätigkeit liebgewinnt,
und in dem Masse, wie er sich rechtschaffen
gegenüber seinen Patienten verhält,
das heisst, dass er sie heilen,
ihre Seele verschönern möchte.
Kann ein Arzt, der seinen Nächsten nicht liebt
wie sich selbst, in eine solche Lage kommen?

Man kann nie vom toxischen Geschehen ausgehen,
wenn man untersucht,
wie es um die Ordnung des dynamischen bestellt ist.
Man kann aber vom dynamischen Geschehen ausgehen,
wenn man untersucht,
wie es um das toxische steht.

Die Toxikologie zeigt uns die Wirksamkeit
bzw. die Wirkungsbreite einer Droge.

Alle Menschen können erniedrigt werden,
so dass wir nicht das Recht haben,
auf irgendein Mitglied der menschlichen Gesellschaft
herunterzusehen.
Oftmals finden wir bei den am tiefsten Gefallenen etwas,
woran man die Edelsten erkennt.

Du darfst nicht zwischen den äussersten Gliedern
der menschlichen Rasse abwägen:
Du hast die ernste Verpflichtung, unterschiedslos
die Guten wie die Schlechten zu behandeln.

Kann irgendjemand mehr darüber sagen,
was chemische Affinität ist,
als dass gewisse Stoffe eine Zuneigung füreinander hegen?

Wenn wir keine Geistige Substanz annehmen würden,
könnte es keine Empfindungen wie Sympathie,
Antipathie oder Wahlverwandtschaft geben.
In der Homöopathie gehen wir damit um.
Wir kommen in Berührung
mit dem *Sein* und dem Leben.

Es gibt zwei Welten:
Die Welt des Geistes oder des Immateriellen
und die Welt des Stoffes oder des Materiellen.

Welche Begründung kann man dafür vorbringen,
dass Energie oder Kraft das Primäre ist?
Energie ist nicht Energie an sich,
sondern eine wirksame Geistige Substanz.
Das göttliche *Sein* wird wissenschaftlich studiert.

Körper werden nicht kraft ihrer Stofflichkeit
zueinander hingezogen,
sondern durch eine ursprüngliche Geistige Substanz.

Die Geistige Substanz
ist das Identifizierungsmittel in der Natur.
Das Mineral, die Eiche, der Weizen werden alle
durch ihre Geistige Wesenheit identifiziert
und existieren nur durch diese,
welche sie zu dem macht, was sie sind.

Benenne irgendetwas, das fest ist oder sich bewegt,
es erhält sich von und durch die Kraft
dieser Geistigen Wesenheit.
Wir wollen nicht erörtern, ob es sich um Urkraft handelt,
bestimmt aber ist es eine Bildekraft.

Empfänglichkeit ist bloss ein Name für eine Verfassung,
die alle möglichen Leiden
und alle möglichen Heilungen zulässt.

Wenn nun jemand erkrankt,
wird er für ein bestimmtes Mittel empfänglich,
welches ihn mit aller Macht ergreifen wird.
Würde man es einem Gesunden verabreichen,
würde es keine Wirkung zeitigen.

Wenn zum Heilen die Dosis zu gross ist,
wirkt sie wie eine Krankheit.

Empfänglich ist die Lebenskraft
und nicht das Gewebe.

Masern und Pocken kommen nicht von aussen.
Der Mensch ist nach aussen geschützt
und wird von innen her angegriffen,
wenn die Empfänglichkeit dafür da ist.

Es gibt Empfänglichkeitsgrade.
Die Alte Schule nennt eine bestimmte Art
von Empfänglichkeit «Idiosynkrasie»,
obgleich es ihr nicht gelungen ist, herauszufinden,
was das eigentlich ist.

Denke daran,
wie empfänglich ein Mensch fürs Krankwerden ist,
wenn ihn eine Rhus-Pflanze vergiften kann,
die 800 Meter entfernt ist,
und er in ihrer Windrichtung steht.

Es kann jemand scheinbar für gar nichts empfänglich sein
und dabei eine geradezu unanständig grobschlächtige,
kraftvolle Konstitution aufweisen.
Und doch gibt es etwas, für das er empfänglich ist,
und das ist es, was er braucht.

Die Zeichen sind sichtbar,
aber unsichtbar ist das *Sein.*

Die Neigung des menschlichen Geistes,
hinter den sichtbaren Dingen herzurennen,
hinter dem, was mit den Fingern getastet werden kann,
führt dazu, verquere Theorien
wie die Bakterien- und Molekulartheorie aufzustellen.

Mehr als für alle anderen Menschen
gilt für den Arzt,
dass er, wenn er nicht unschuldig ist,
alles andere als ein Arzt sein sollte.

Wenn einer in seinem Denken vom Mikroskop
oder von der Meinung der anderen ausgeht,
denkt er falsch. Daraus kann nichts Gutes kommen.
Schlechtes entsteht daraus und Wechselhaftes,
das sich als Ausfluss seiner innersten Gedanken
in seinem Körper einnistet.

Die Zeit mag kommen,
in der die Reine Homöopathie populär wird,
aber bis dahin dauert es noch eine Weile.

Manche werden durch die Primär- und Sekundär-
wirkungen des Arzneimittels verwirrt.
Wir brauchen uns deswegen nicht zu beunruhigen.
Man muss nur wissen,
dass gewisse Symptome aufeinander folgen.
Primär- und Sekundärwirkung
kehrt sich in verschiedenen Menschen um.

Je schärfer die Schneide eines Werkzeugs ist,
mit dem man herumspielt,
desto grösseren Schaden kann man anrichten.
Genauso verhält es sich mit den Höchstpotenzen
in ungeübten Händen.

Ein Heilmittel ist nicht einfach deswegen bekannt,
weil es in der Behandlung eines Kranken eingesetzt wurde.
Dies ist lediglich eine Bestätigung,
die zur Erweiterung unseres Wissens dient.

Der rationale Verstand
kann weit über die Idee vom Molekül hinausdenken.

Der homöopathische Arzt,
der nur in Quantitäten denkt,
hat einen so grobschlächtigen Verstand,
dass er die Homöopathie nie verstehen wird.

Die alten Philosophen
waren in ständige Streitgespräche verwickelt.
Einmal stimmten sie miteinander überein,
dann wieder zerstritten sie sich.
Wenn sie etwas von der Geistigen Substanz
gewusst hätten wie der Homöopath,
dann würden sie übereingestimmt haben.

In der Chemie löscht eine Farbe die andere aus.
Der Wechsel ist sichtbar.
Die Ursachen dafür liegen in der Geistigen Substanz
und nicht in der äusserlichen Erscheinung.
Das trifft auch für die Ursachen der Heilwirkung zu.

Homöopathen haben ein Wissen von dem,
was Leben, was Lebenskraft ist,
was das Wesen der Krankheit ist,
und darum können wir an alle Theorien
unseren Massstab anlegen.
Wir erkennen, ob Philosophien etwas taugen.

In der sichtbaren Welt
gibt es nur dingliche Verkörperungen.

Das Lied des Herzens
klingt millionenfach leidenschaftlicher, schöner
als das vom Kehlkopf erzeugte.
Alles, was ist oder in unseren Augen
oder in unserem Ohr als real erscheint,
ist ausschliesslich eine Erscheinung der realen Welt
und ihrer Natur nach vergänglich.

Jede Kunst hat ihr Innen und Aussen.
Wenn die Seele voller Musik ist,
erschallt nach aussen freudiger Gesang.

Ohne weiteres akzeptiert die heutige Welt
widerspruchsvolle Dinge,
und das nennt sie dann noch wissenschaftlich.
Die moderne Wissenschaft anerkennt nichts,
was nicht gehört, gesehen oder getastet werden kann.

Stell dir eine Gruppe von Wissenschaftlern vor:
Am Ende einer längeren Diskussion heisst es:
«Wir haben das und das beschlossen»,
aufgrund eines Mehrheitsbeschlusses,
nachdem man sich auf einen Mittelwert geeinigt hat –
das nennt man dann Wissenschaft.

Der Mann am Mikroskop
kann keine Lebenskraft finden, keine Geistige Substanz
und keine Dynamis in den Drogen entdecken.
Wie können wir von ihm Voraussagen erwarten,
wenn das Wesentliche unsichtbar bleibt?

Die verschiedenen Philosophien stimmen
hinsichtlich der Geistigen Substanz nicht überein,
auf die sie sich alle in ihren Theorien berufen.
Wir haben in der Wirkung
unserer homöopathischen Mittel auf die Kranken
den Beweis dafür, der *ihnen* fehlt.

Leiden und Arzneimittelprüfung
tragen einen persönlichen Stempel.
Jeder Einzelne muss sich in seinem Leiden
und bei der Prüfung
in seiner ihm eigentümlichen Weise zeigen dürfen.

Im Universum gibt es keine zwei gleichen Dinge.
Das gilt für die Krankheiten und die Kranken genauso
wie für die tausend Kristalle eines Salzes.
Es gibt auch keine zwei gleichen Sterne.
Wenn der Arzt das einmal erkannt hat, weiss er,
dass kein Heilmittel
durch ein anderes ersetzt werden kann.

Eine Krankheit kann sowohl durch eine Medizin
wie durch eine stärkere, unähnliche Krankheit
unterdrückt werden.

Solange die Epilepsie mit Bromiden unterdrückt wird,
zollt die Natur
den durch die Bromide verursachten Leiden
mehr Beachtung als den Epilepsieleiden.

Epilepsie ist keine Krankheit.
Man kann nicht etwas gegen Epilepsie verschreiben.
Die Symptome,
welche auf die Natur des Leidens hinweisen,
zeigen sich nicht während des Anfalls,
sondern es sind solche Symptome,
die der Patient von seiner Kindheit an
bis zu dem Anfall gehabt hat.

Das homöopathische Mittel
wirkt nur dann homöopathisch,
wenn es seine Heilbeziehung hergestellt hat,
d. h. die Beziehung zwischen zwei dynamischen Kräften.

Homöopathizität ist die Beziehung
zwischen den Symptomen des Patienten
und dem Mittel, das ihn heilen wird.

Homöopathie ist eine angewandte Wissenschaft
und keine Theorie.

Man versündigt sich gegen die Wissenschaft,
wenn man ohne exaktes Wissen
und ohne Begründung für sein Tun praktiziert.
Die ganze Welt aber handelt in ihrer Verblendung so,
statt dass sie nach Erkenntnis strebt.

Wenn wir Meinungen akzeptieren wollen,
sollten wir zur Allopathie zurückkehren.
Dort finden wir die gewünschten Auflistungen
aller Versuche, d. h.
eine Unmenge von heterogenen Meinungen.

Versuche schreiben dem Allopathen
z. B. in Deutschland vor,
Muriat. acid. gegen Typhus zu geben,
in England Nitric. acid., und in Paris kalte Bäder,
immer nur aufgrund des Namens.
Das ist die Ansicht der Alten Schule
über den Sinn von «Versuchen».

Man schadet sich,
wenn man der Bigotterie (Scheinheiligkeit),
der Intoleranz und dem Hass verhaftet bleibt.

Wenn du begriffen hast,
dass die Lebenskraft in einem Teil des Wesens sitzt,
wird dir auf einmal klar,
dass der Tod nichts Wirkliches ist.
Da der Körper kein eigenes Leben hat,
kann das Leben auch nicht mit ihm zusammen sterben.

Also gibt es den Tod nicht.
Wir beobachten und spüren aber,
dass eine Trennung erfolgt,
eine Trennung von etwas, was lebt,
von etwas anderem, das nie lebte.
Eine Loslösung von etwas, was lebt,
von etwas Nichtlebendem.

Es ist unzweifelhaft so,
dass bestimmte körperliche Veränderungen
mit falschem Denken einhergehen.
Unsere heutige Welt macht den Fehler,
nach Äusserlichkeiten zu urteilen.
In früheren Zeiten dagegen
sahen die Menschen das Bestehende
von den letzten Dingen her an
und büssten dadurch ihre Erkenntnisfähigkeit ein.

Zu behandeln ist der kranke Mensch,
nicht die Krankheit.

Der Mensch muss so, wie er ist und war, studiert werden.
Alles, was den Menschen
und ganz allgemein das menschliche Geschlecht angeht,
muss dazu dienen, die Krankheit zu erkennen.

Wenn ein Mensch im Verhältnis
zum Vaterland, zu Gott und zu seinem Nächsten
immer nur seinen Vorteil im Auge hat,
formt ihn das bis ins Gemüt hinein.

Ein solcher Mensch macht alles schlecht,
nur nicht sich selbst.
In dem Masse, wie er das tut,
formt er sich in seinem Hass und in seiner Liebe,
er *ist* dann das eine oder das andere.

Lässt man so etwas ins Kraut schiessen,
kommt es zu unvermeidlichen Folgen.

So *ist* der Mensch das, was er denkt.
Sein Leben gleicht seiner Liebe.
Wenn er an seinen Nächsten denkt,
entscheidet er sich für oder gegen –
entweder will er ihm Gutes tun oder das Gegenteil.

Die Psora ist das Produkt
folgenreicher Handlungen der Menschheit,
das Ergebnis ihrer Sündhaftigkeit.

Dieser Auswuchs, der sich am Menschen zeigte,
als er ein Leben in Lasterhaftigkeit führte,
ist die Psora – ist die lebendige Psora.

In dem Masse, wie der Mensch die Wahrheit verdreht
oder die Wahrheit vernebelt oder pervertiert,
in dem Masse vermengt er Wohlwollen mit Übelwollen,
verdirbt er sein Inneres,
bis dieses Ergebnis zum Vorschein kommt.

Als die Psora eine volle Ausprägung
ihrer Ursachen gefunden hatte,
wurde sie ansteckend.

Jedes Ding hat eine Aura oder Atmosphäre.
So wie jede andere Rasse oder Art
hat auch die menschliche Rasse
ihre Atmosphäre oder Aura.
Jedes Individuum hat seine Aura oder Atmosphäre.

Mit dem Wachsen des Übels im Innern des Menschen
verstärkt sich diese Aura.

Denken, Wollen und Tun sind die drei Dinge im Leben,
von denen letztlich die chronischen Miasmen ausgehen.

Bei den chronischen Krankheiten
zeigen sich sämtliche Miasmen nur an der Menschheit,
nicht am Individuum.

Die Menschheit existiert
als ein gewandeltes *Sein*.

Die Prinzipien der Homöopathie, einmal begriffen,
sind klar, einfach und verständlich.
Sie schwingen in Harmonie
mit allen als wahr erkannten Dingen.

Hier geht es nicht um eine Theorie
oder um Glauben oder Meinungen.
Wir brauchen etwas mehr Handfestes.
Die Homöopathie muss sich auf Fakten stellen.

Wenn ein Mikroskopist ein Weizenkorn untersucht
und daraufhin sagen kann,
ob es, in die richtige Erde gepflanzt, keimen wird,
dann kann er der Homöopathie von Nutzen sein.
Wenn er einen Pockenschorf untersucht
und daraufhin sagen kann,
ob er noch ansteckend ist oder ob seine Kraft
durch die Fieberhitze gebrochen worden ist,
kann er ebenso nützlich sein.
Wenn er aber die Aconitwurzel untersucht
und daraufhin sagen kann,
wie sie auf den Menschen wirkt,
dann können wir allerdings auf eine Prüfung verzichten;
aber nun müssen wir die Sache anders anpacken.

Es ist nicht erlaubt,
mit Prinzipien freizügig umzugehen.

Wenn du Fehler machst, wisse,
dass sie in dir selber liegen.
Wenn du meinst,
der Fehler würde in der Homöopathie liegen,
ist das ein Irrtum.

Schnelles Verschreibenkönnen
hängt von der Fähigkeit ab,
die Symptome richtig zu erfassen.

Wenn du von Krankheit nichts verstehst,
neigst du dazu,
alle Dinge für merkwürdig
und einmalig zu halten.

Eine sorgfältige Verschreibung
wird mit einem unmittelbaren Erfolg belohnt.
Wenn man sorgfältige Arbeit leistet,
wird man häufig Verschlimmerungen
durch das Mittel erleben.
Wenn man dagegen schludrig arbeitet,
sieht man solche nie.

Die wahre Pathologie ist der Medizin
jenseits der Homöopathie völlig unbekannt.
Sie kennt nur die krankhafte Anatomie.

Wenn du die Homöopathie liebst,
liebt sie dich wieder.
So gross ist die Güte der Natur.

Ein lasterhafter Mensch
kann eine Zeitlang
ein angenehmes Äusseres an den Tag legen,
wird aber von rechtschaffenen Leuten
früher oder später gemieden.

Wir schulden keinem Menschen Gehorsam,
nicht einmal den Eltern,
wenn wir alt genug geworden sind,
um selbständig zu denken.
Gehorsam schulden wir allein der Wahrheit.

Wenn alte Symptome wieder zum Vorschein kommen,
besteht Hoffnung.
Das ist der Weg zur Heilung, es gibt keinen anderen.

Der Arzt verdirbt seinen Fall,
wenn er unter Missachtung des Patienten
aufgrund von Lokalsymptomen verschreibt.

Es ist etwas grundsätzlich anderes,
ob man zum Trösten oder zum Heilen da ist.

Was ist der Mensch?
Ist er identisch mit seinem Körper?
Wenn das so ist, ist es richtig,
seine Teile zu betrachten,
die Leber, die Lunge und die Haut,
die Extremitäten und den Körper als Ganzes.
Wir aber müssen den körperlichen Menschen
vom Leben her begreifen.

Der Mensch ist das, aus was er besteht.
Das Wesen oder *Sein* eines Menschen ist sein Wollen.
Der Unterschied zwischen zwei Menschen
besteht in fast nichts anderem als in ihrem Wollen.

Dies drückt sich im Gesicht aus,
von daher kommt der Gesichtsausdruck.
Hat etwa der Mörder oder Übeltäter
ein sanftes Gesicht?

Was ein Mensch tut,
prägt sein Leben und seinen Charakter.

Des Menschen Erkenntnisfähigkeit
hängt von seinem Wollen ab.
Wenn er den Willen aufbringt, die Gebote zu befolgen,
verläuft sein Bildungsweg
in Übereinstimmung mit ihnen.

Das Gedächtnis ist das Tor zum Menschen.
Die äusserliche Hülle seines *Seins*
ist das Gefäss für den Willen, die Intelligenz
und das Gedächtnis.

Der aufrechte Mensch mit reinen Wünschen
sucht immer die Wahrheit.
Er empfindet höher.

Ein voreingenommener Kopf
trifft unkluge Entscheidungen
in der Absicht, rechtzubehalten.

Jedermann muss ständig
seine Neigungen und Lieblingsideen bändigen.

Diese Dinge spielen in die Symptomatologie hinein.
Erkenne darum das menschliche Herz.

Der heutige Mensch
ist bis in sein Innerstes hinein so verderbt,
dass ihm die Wahrheit
wie eine finstere Macht erscheint,
schlechte Philosophie ihm dagegen
hell wie die Sonne leuchtet.

Die äussere Welt ist die Welt des Hervorgegangenen.
Die innere Welt bleibt unseren Sinnen,
aber nicht dem Geist verschlossen.

Wenn wir in Betracht ziehen, dass zahllose Ursachen
zu den gleichen pathologischen Zuständen führen können,
wird uns klar, dass uns ein pathologischer Zustand allein
nicht den geringsten Anhaltspunkt
für das benötigte Mittel liefern kann.

Bei fortschreitender chronischer Krankheit
muss unter homöopathischer Behandlung
höchste Empfänglichkeit herrschen,
damit ab und zu eine Heilung möglich wird.

Wenn du von der Symptomatologie her
einen Blick auf die Pathologie wirfst,
schaust du von innen her auf sie.
Für eine Verordnung ist es nicht nötig,
dass man die Pathologie studiert hat.

Gestörte Prozesse,
die sich in Zeichen und Symptomen ausdrücken,
das ist Krankheit.
Die gestörte Lebenskraft hat keine andere Möglichkeit,
sich einem intelligenten Arzt bemerkbar zu machen.
Das ist gesetzmässig so.
Das ist keine Sache der Pathologie.

Erwarte keine grossen Dinge,
wenn du nur pathologische Symptome hast.

Wenn pathologische Veränderungen
weit fortgeschritten sind, verschwinden die Symptome,
scheinbar entmutigt, dass der Arzt fehlt.
Sobald der Patient in die Hände eines wirklichen Arztes
gerät, ordnen sich die Symptome.

Einheit des Handelns in der Gesundheit,
Einheit des Handelns in der Krankheit,
Einheit des Handelns in der Behandlung,
alle sind eins.

Die Materia Medica der Alten Schule
ist nur der Homöopathie bekannt.
Dem Allopathen ist sie tatsächlich unbekannt geblieben.

Es möchte scheinen, dass die Alte Schule,
lang ist's her, schon einmal die Frage gestellt hat:
«Welche Wirkungen hat eine Droge
auf den *gesunden* Menschen?»
Ihre Tierexperimente beantworten die Frage nicht.

Sie sagen: «Dieses Mittel hat sich
unter den und den Bedingungen
als nützlich erwiesen.»
Der Homöopath dagegen weiss,
dass ein solches Mittel die und die Wirkungen
bei Versuchspersonen hervorgerufen hat.

Der Mensch ist für Arzneimittel empfänglicher
als für eine Krankheit,
weil deren Wirkungen auf den Organismus
erzwungen werden können.
Im Krankheitsfall herrscht höchste Empfänglichkeit.

Jemand, der nicht scharf beobachtet,
geht durchs Leben
und sieht überall nur belanglose Gleichförmigkeit.
Die meisten kennen bloss die toxische Wirkung
einer Droge.

Der Mensch ist für alle Dinge empfänglich,
die imstande sind,
bei ihm ähnliche Symptome zu produzieren
wie die, die er gerade hat.

Die Aufzeichnung von Vergiftungssymptomen
hat nur Ergänzungsfunktion.
Sie ist das schlechteste Beweismittel
für die homöopathische Materia Medica.

Wenn man zwischen den feineren Äusserungen
des Krankheitsgeschehens und denen des Mittels
nicht mehr unterscheiden kann,
ist das Individualisieren blockiert.

Der wahre Arzt verdankt seine Einsicht
nicht allein dem Auge;
sein ganzer Leib scheint bei diesem Bewusstseinsvorgang
beteiligt zu sein.

Keine zwei Mittel
stimmen in ihrer Ähnlichkeit absolut überein.

Das einzige Ziel der Homöopathie
heisst *heilen.*

Der, der bei der Brightschen Krankheit
nicht das schwere Miasma im Hintergrund sieht,
erkennt nicht die ganze Krankheit,
sondern bloss das Endprodukt
eines langen Symptomenablaufs,
welches sich über viele Jahre hin entwickelt hat.

Das Gesetz des Siechtums
bleibt das Gesetz des Siechtums,
ganz gleich, ob es nun durch ein chemisches Mittel
oder durch Krankheit entstanden ist.
Das ist das Gesetz des «Einfliessens».

Es ist inkonsequent und unvernünftig zu glauben,
dass es mehrere aktive Krankheiten gleichzeitig
im Körper geben könne.

Nimm die einfachste Form der Materie,
von der bekannt ist, dass sie Leben enthält.
Wenn wir sie physikalischen
oder chemischen Kräften aussetzen,
töten wir sie; sie bewegt sich nicht mehr,
nimmt keine Nahrung mehr auf,
pflanzt sich nicht mehr fort,
kann nicht mehr getötet werden.
Dürfen wir daher nicht annehmen,
dass zu diesen Kräften noch etwas hinzukommt,
das sie lebendig macht?
Nichts mehr in diesem Materieklumpen
kannst du bewegen, er ist tot.
Etwas ist entfernt worden,
was einzig der geistigen Wahrnehmung
zugänglich ist.

Diese einfachen Substanzheiten
sind die frühesten Kräfte auf der Erde.
Die Schwerkraft muss es geben,
sonst könnten wir auch nichts über sie aussagen.

Wir können nur Qualitatives
über die Geistige Substanz aussagen.

Was können wir eigentlich
über die Geistige Substanz aussagen?
Sie kann weder mit Hilfe der Chemie gefunden werden,
noch können wir sie mit dem Auge sehen
oder mit dem Finger tasten.
Sie muss ein Wirkungsmedium haben,
um sich den Sinnesorganen bemerkbar zu machen.

Nehmen wir beispielsweise die Elektrizität
und die Maschine.
Die Elektrizität ist eine ursprüngliche Energie,
die einen Leiter braucht,
um wirksam werden zu können.
Bis die Elektrizität
an einem elektrisch geladenen Körper entdeckt wurde,
war sie unbekannt.

Kohäsion ist ebenfalls eine ursprüngliche Kraft,
die sich nach allen für die ursprünglichen Kräfte
geltenden Gesetzen richtet.
So verhält es sich auch mit der Lebenskraft.

Das Licht ist ebenfalls eine ursprüngliche Kraft,
die allen Gesetzen gehorcht,
welchen die Lebenskraft unterworfen ist.

Diese Geistige Substanz ist in jedem Wesen, das wächst,
und hat entweder Individualität oder Identität.
Sie ist der Vizekönig der Seele.

Wenn die Geistige Substanz in Ordnung ist,
dann ist alles, was sie schafft, in Ordnung.
Krankheit, die im Körper entsteht, kommt aus dem
Innern, eben durch diese Geistige Substanz.

Alle Bewegung, Harmonie und Ordnung
entsteht durch die Geistige Substanz.
Sie wirkt nicht nur in allen Dingen,
sie ist auch die Wirkungsursache
für alle materiellen Kräfte.
Die Geräusche des Waldes sind harmonisch
und klingen zusammen.

Alle Materie kann
in ihren ursprünglichen Strahlungszustand
zurückgeführt werden.

Erkrankung erfolgt qualitativ,
nicht quantitativ.

Die Eigenart der Erkrankung
ähnelt ihrer Natur nach dem Heilmittel.

Allein die Symptome weisen auf das hin,
wofür jemand empfänglich ist.
Und jeder ist gerade in ganz besonderer Weise
für das Mittel empfänglich, das ihn heilen wird.
Die Natur hat es so eingerichtet,
dass seine Symptome das Mittel anzeigen,
das ihm am besten hilft.

Ein Patient kann durch eine rohe Droge vergiftet werden,
die ihn heilt, wenn man sie potenziert.
Das Individuum kommt mit zuviel von dem in Berührung,
für das es empfänglich ist, und wird dann krank.

Gäbe es einen kerngesunden Menschen,
wäre er für nichts empfänglich.

Die gleiche Empfänglichkeit,
die zu einer Erkrankung führt, ist nötig,
um eine Arzneimittelprüfung durchzuführen.
Das ist die homöopathische Beziehung.
So erkennen wir, was Ansteckung ist.

Jetzt begreifen wir,
dass es sich um etwas Substanzhaftes handelt,
dass etwas gestört worden ist
durch etwas Unsichtbar-Substanzhaftes,
wie es selbst ist.
Treffen diese beiden aufeinander,
zerstören sie sich gegenseitig nach ehernen Gesetzen,
die mit der Geistigen Substanz zusammenhängen.

Das, was wir Krankheit nennen,
ist lediglich eine Verstimmung der Lebenskraft,
ausgedrückt durch die Gesamtheit der Symptome.

Sprich nie über Dinge mit dem Patienten,
die ihm schaden könnten.

Alle Verordnungen,
die das Bild des Falles verwischen,
unterdrücken.

Es ist äusserst gefährlich,
Symptome durch pharmazeutische Präparate
zu unterdrücken;
das ist so, wie wenn man sie mit dem Messer
wegschnitte.

Es ist besser,
überhaupt nichts zu tun als etwas Sinnloses.
Besser ist es, zu beobachten und abzuwarten,
als etwas Verkehrtes zu machen.

Die Vorstellung,
dass man seinen Patienten um jeden Preis
von allen seinen Erkältungen befreien müsse
und dazu Chinin und darauf Arsenik bräuchte,
verleitet zu schlechter Arbeit und ist verwerflich.
Es reizt einen zwar, solches zu machen,
bis dann allmählich neue Erkenntnisse in einem reifen,
die einen erkennen lassen, dass so etwas kriminell ist.

Krankheiten an sich können nicht unterdrückt werden,
sondern lediglich die Symptome.
Sämtliche Symptome
müssen auf geordnete Weise verschwinden,
damit man von einer Kur sprechen kann.

Alle Ärzte stimmen darin überein,
dass die Unterdrückung
eines akuten Hautausschlags gefährlich ist,
aber es sind nicht alle weitsichtig genug,
um zu erkennen,
dass dasselbe auch für die chronischen Ausschläge gilt,
mit der einen Ausnahme,
dass sich die daraus resultierenden Symptome
erst allmählich einstellen.

Die Arbeit an sich hat keinen Wert,
erst das, was du aus ihr machst.
Beherzigst du das, dann wächst du.

Der Mensch muss seine Fähigkeiten entwickeln,
damit er immer besser verstehen lernt.

Der Arzt, der mit dem Studium eines Falles aufhört,
bevor er weiss, was der Patient braucht,
verpfuscht diesen Fall.
Das wird zur Gewohnheit,
und das wird ihm zur zweiten Natur,
zu verschreiben, ohne nachzudenken.

Wenn du bloss auf die Ähnlichkeit
der Symptome mit dem Mittel achtest,
also lediglich auf die äusseren Erscheinungen,
dann nimmst du die Homöopathie oberflächlich.
Du musst auf die innere Verwandtschaft achten.

Wer die Materia Medica voll beherrscht,
erfasst mit einem Blick das Wesen eines Mittels,
es nimmt für ihn Gestalt an.
Als erfahrenem Arzt ist es dir dann so vertraut
wie die Masern oder der Scharlach.

Nur einige wenige Mittel
werden ähnlich genug sein, um zu heilen.
Und es gibt nur *ein* Simillimum.

Wir können einen Patienten,
bevor er geheilt ist, nicht erziehen.
Wir müssen ihn über alles
in seiner Weise nachdenken lassen.
Aber stiehl dich in ihn hinein und heile ihn.
Tu ihm Gutes, das ist das Allerwichtigste.

Ein Auswendiglerner
wendet die genauen Prüfungsaussagen
auf die genauen Patientenaussagen an,
und darum wird die Homöopathie
nie lebendig in ihm.

Der Mensch muss sich sein Leben lang abmühen.
Er muss Geduld haben und sich abplacken,
muss aufrichtig, freundlich und sanft sein wie ein Lamm,
einsatzfreudig und willig.

Die Wahrnehmungsfähigkeit wächst
durch Übung.

Es gibt genügend Raum für faule Doktoren
auf der anderen Seite des Wissens.
Sie beschreiben einen Nachtschlaf
und schneiden die Leiber auf.

Pflege die ruhige, schweigsame Art
der Wahrnehmung.

Der Arzt soll gesetzt, aufrichtig
und aufnahmebereit sein.

Je ignoranter ein Arzt,
desto mehr will er tun.

Die meisten Ärzte
spinnen wegen der «tückischen Mikroben»
als den Ursachen der Krankheit
und meinen, dass diese kleinen Bürschchen
ausserordentlich gefährlich seien.

Es stimmt, dass die Mikroben Unratfresser sind.
Ich frage mich,
ob Wissenschaftler überhaupt nachdenken,
wenn sie Behauptungen über Bakterien aufstellen.
Natürlich behaupten sie,
dass mehr Bakterien mehr Gefahr bedeuten,
dem ist aber nicht so.
Es ist sattsam bekannt,
dass kurz nach Eintritt des Todes
der Stich mit dem Skalpell eine ernste Sache ist,
und zwar wegen der Ptomaine der Leiche.
Wenn aber der Kadaver bereits grün geworden
und voller Bakterien ist,
ist er vergleichsweise harmlos.

Die Mikrobe ist nicht die Ursache der Krankheit.
Wir dürfen uns nicht
von diesen müssigen allopathischen Träumereien
und fruchtlosen Phantastereien hinreissen lassen,
sondern müssen uns auf die Lebenskraft besinnen.

Rette zuerst das Leben des Patienten
und plage dich nicht mit Bakterien ab.
Diese sind nutzlose Dinger.

Das Bakterium ist ein unschuldiges Kerlchen.
Und wenn es tatsächlich Träger der Krankheit ist,
so ist es auch Träger der Geistigen Substanz,
der Ursache der Krankheit,
ebenso wie ein Elefant.

Es könnte scheinen,
dass durch gelegentlich vorgekommene Heilungen
mit Brom, Secale und Helleborus
die Alte Schule möglicherweise schon lange
die Gesetzmässigkeit erkannt hätte.
Aber ihre Bücher sagen: «Es gibt kein Gesetz.»
Alle ihre Bücher sagen: «Kein Prinzip, nur Erfahrung.»
Also dürfen ihre Studenten
weder nach Gesetzen forschen,
noch Gesetzmässigkeiten vermuten.

Es ist nichts einfacher,
als Unterschiede zu entdecken,
aber um etwas Ähnliches zu finden,
braucht es oft lange.

Eigentlich ist es natürlich, anzunehmen,
dass das Heilmittel im Ähnlichen gefunden werden kann,
das allerdings selten ist
und nur in mühseliger Arbeit gefunden wird.

Der Mensch soll in sich gehen und von innen her
auf die Dinge der physischen Welt schauen.
Dann gehen ihm auch die Gesetzmässigkeiten auf,
deren Ablauf er erkennen lernt.

Im Übrigen ist die Aufzeichnung der Symptome
an Vertretern der *gesunden* menschlichen Rasse
das Erste, was getan werden muss.
Auf diese Weise erstellen wir unsere Materia Medica.
Der Arzt der Alten Schule dagegen
speichert seine Krankheitsdiagnosen.
Durch den Vergleich dieser beiden grossen Warenhäuser
können wir feststellen,
ob es so etwas wie ein Gesetz gibt.

Es ist ein Gesetz,
dass ein Mensch, der die Dinge
nicht vom Anfang bis zum Ende durchdenkt,
sich für Leiden disponiert, da er
infolge falschen Denkens schlimme Handlungen begeht.
Dieser Verfassung
geht die entsprechende Empfänglichkeit voraus.

Diese Empfänglichkeit ist vor jeder Ansteckung da.
Wenn jemand für Pocken unempfänglich ist,
fängt er sie auch nicht,
und er wird auch verschont bleiben,
wenn er in die Nähe schwerer Fälle kommt
oder sogar Pockenborke isst.

Ein Klavierstimmer
hat die Harmonie im Klavier wiederhergestellt;
dabei hat er nichts hinzugefügt
und nichts weggenommen,
und trotzdem ist die Harmonie wieder da.
Ein Vorgang, der demjenigen unerklärlich bleibt,
der sich nicht denken kann,
dass etwas dem inneren Auge sichtbar ist.

Wenn einer kein chronisches Miasma hätte,
bekäme er auch kein akutes Leiden.
Er bekommt es, weil er
für die entsprechenden äusseren Einflüsse
empfänglich ist.

Die Leiden urständen in einer Geistigen Substanz,
die eindringen kann,
wenn die Widerstandskraft verlorengegangen ist.
Mangelnde Widerstandskraft
schafft Empfänglichkeit.

Wenn eine Person
durch eine rohe Substanz krank geworden ist,
möglicherweise durch niedere Formen
der Geistigen Substanz, wie beispielsweise im Rhus-Fall,
zeigt das, dass sie diese Substanz
in irgendeiner Stufe braucht.
Die Dosis ist noch zu gross gewesen,
um einen Heileffekt zu erzielen.

Es ist noch vieles am Menschen und in der äusseren Welt,
was dem Mikroskop bis heute verborgen geblieben ist.
Die Aussenwelt enthält alle Abstufungen
bis hin zum Unendlichen.

Die Geistige Substanz wohnt allem inne,
was bildet, wächst, sich ernährt
und Individualität beziehungsweise Identität besitzt.
Sie ist das, was letztlich
zu der ihr angemessenen äusseren Form führt.
Sie veranlasst die Aconit-Pflanze, Aconit zu sein
und nichts anderes, bis zum Weltende.

Die Geistige Substanz
ist vom Niedersten bis zum Höchsten
kontinuierlich mit Intelligenz begabt:
das Mineral, die Pflanze und das Königreich der Tiere.

Strahlungskräfte haben Möglichkeiten
innerhalb der Möglichkeiten
in einer Fülle,
die unsere Fassungskraft übersteigt.

Beim Arsenik zum Beispiel kann man
von seinem Äusseren auf sein Inneres schliessen.
Mit der äusseren Form
sind seine Möglichkeiten beschränkt.
Befindet es sich aber
in seinem ursprünglichen Zustand,
im Zustand der strahlenden Materie,
dann hat es unendliche Möglichkeiten.

Um uns die Stufungen
vom Äusseren zum Inneren klarzumachen,
wollen wir uns vorstellen,
dass ein Siliceakorn das Äussere darstellt,
sein Inneres aber Gott ist.

Es ist die Geistige Substanz,
die den Menschen geschaffen,
seinen Intellekt gebildet
und seinen Körper geformt hat.
Sie ist den Gesetzen des Einfliessens unterworfen.

Wie soll man das Phänomen der Anziehung beschreiben?
Es ist etwas Wunderbares,
die fesselnde Übereinstimmung
zwischen Himmelskörpern zu beobachten,
durch die sie sich gegenseitig anziehen.
Was für eine Welt ist das, in der wir nicht
oder nur zu einem geringen Teil leben!

Jeder Körper hat seine eigene Atmosphäre,
genau wie die Erde.
Es ist nicht die Pockenborke, die so gefährlich ist,
die Aura ist es, die sie ausstrahlt.

Aura ist etwas, mit dem sich die Himmelskörper
gegenseitig Signale geben, ebenso die Pflanzen,
die Gegenstände, die Tiere und auch die Menschen.
Dinge zeigen Neigung füreinander und tun es kund.
Wir finden Anziehung und Abstossung in der Aura.

Wenn eine rohe Substanz
von einem niederen in einen höheren Zustand übergeht,
wächst ihre Aura in ihrer Intensität und Breite.
Das ist die Ordnung in den Dingen,
in ihrer Beziehung zur Aura,
das ist, mit einem Wort, Geistige Substanz.

Wenn du eine Idee von der Natur der Krankheit hast,
wirst du auch etwas
über die Wirkung der Heilmittel wissen.

Überall ist die Geistige Substanz eine Ordnungskraft.
Die Lebenskraft wie auch die Elektrizität
sind Ordnungskräfte.
Sie schafft gemäss Notwendigkeiten
nach einem höheren Willen.

Krankheit entsteht im Innern
durch diese Geistige Substanz.
Diese ist anfällig für Störungen
und entwickelt dann eine Form,
die ihrem kranken Selbst entspricht.

Eine antipathische Medizin
produziert entgegengesetzte Wirkungen,
wobei sie sich den Ort dafür aussucht.
Im Allgemeinen verhält es sich
mit ähnlichen Mitteln auch so, die aber dann,
wenn sie potenziert gegeben werden,
homöopathisch wirken.

Bromide in höchsten Potenzen
beseitigen Kongestionen im Gehirn
in beeindruckender Weise.
Wenn sie aber der Allopath
in so grossen Gaben verabreicht,
dass sie die Blutgefässe verengen,
zeigt er damit,
dass er nur im Schatten der Wahrheit lebt.

Bastardheilungen erreicht man zwar mit dieser Methode,
doch diesen Heilungen mangelt die Dauer.
Sie ist antipathisch und unterdrückt alle Symptome
bis zum völligen Verschwinden.

Die alte Definition besagt,
dass irgendetwas, das imstande ist,
die Lebenskraft auszulöschen, ein Gift ist.
Das kann bis heute nicht bestritten werden.
Wir können aber jetzt so formulieren,
dass irgendetwas, das imstande ist,
sich dem Organismus derartig einzuprägen,
dass dadurch ein unheilbarer Schaden entsteht,
ein Gift ist.
Die Tinktur oder auch die dritte Potenz von China
kann, wenn homöopathisch angezeigt,
in einer kräftigen körperlichen Konstitution
sehr schnell eine andere Krankheit erzeugen.

Derjenige, der meint,
dass die Grösse der Gabe massgebend sei,
versteht nichts von Homöopathie.
Wer in dieser Vorstellungswelt lebt,
denkt so dahin, ohne nach innen zu blicken.
Er macht es so, weil er gesehen hat,
dass die anderen es so machen.

Solange ein Arzt glaubt,
dass es ein Substitutionsmittel gibt,
wird er weder klüger noch einsichtsvoller.

Was das Wechseln anbetrifft:
Wenn man ein Mittel gefunden hat,
das für den Fall passt,
braucht man keine zwei Mittel.
Und wenn keines von beiden
die nötige Ähnlichkeit aufweist,
braucht man das zweite erst recht nicht.

Wenn zwei Mittel sich antidotieren,
kann man nicht sagen,
dass eines kräftiger wirkt als das andere.
Es ist so, wie wenn ein Alkali
durch eine Säure neutralisiert wird.
Das zuletzt dazugekommene *scheint* kräftiger zu sein,
was aber blosser Schein ist.

Die Wirksamkeit hängt vom Grad der Ähnlichkeit ab.
Es ist eindeutig so, dass ein Mittel um so kräftiger wirkt,
je ähnlicher es ist und vice versa.
Die Natur heilt mit nichts als mit Ähnlichem.

Mit jedem Jahr empfindet man mehr Respekt
vor dem Ähnlichkeitsgesetz.

Jede Zufallsheilung,
die es irgendwann einmal gegeben hat,
beruht auf diesem Gesetz.

Die Homöopathizität
kann durch eine Vergrösserung der Gabe
nicht gesteigert werden.
Richtig gemacht wird es,
wenn man die Homöopathizität dadurch steigert,
dass man die Gabe
im Hinblick auf ihre innere Natur anhebt,
so dass sie der Lebenskraft mehr entspricht.

Wir erkranken nicht durch unsere Körper,
sondern durch die Lebenskraft.

Wenn jemand ein Mittel in zu grosser Dosis nimmt,
fühlt *er* sich schlechter,
und seine Symptome sind schlechter geworden;
mit einer höheren Potenz fühlt *er* sich *wohler,*
obwohl sich seine Symptome
möglicherweise verschlimmert haben.

Es ist überaus wichtig,
das Mittel seiner Natur nach
als ein krankmachendes zu begreifen.

Krankheit ist ein Erproben der krankmachenden Substanz.
Es stimmt nicht, dass es ein Gesetz für die Krankheit
und ein anderes für die Arzneimittelwirkung gibt.
Entscheidend ist einzig der Grad der Empfänglichkeit.

Wofür ein Mensch empfänglich ist,
das charakterisiert ihn, das prägt seine Natur.

Wenn einer materialistisch denkt, glaubt er,
dass die Krankheit von aussen in ihn eingedrungen ist.
Sie ist aber umgekehrt
von innen nach aussen hinausgedrungen.

Wenn ein Kind den Scharlach fängt
und nicht die angezeigte Dosis erhält,
hat es die Krankheit.

Derjenige, der einmal die Pocken gehabt hat,
unterscheidet sich von den übrigen Menschen
überhaupt nicht mehr, es sei denn,
sein Charakter oder das Mikroskop hätten sich verändert.
Die Empfänglichkeit ist erloschen,
d. h. sie ist auf diese besondere Weise befriedigt worden.

Wenn wir an die Empfänglichkeit denken,
denken wir an einen Zustand der Lebenskraft,
in welchem sie durch gewisse andere
ursprüngliche Kräfte leicht verstimmt werden kann.

Wenn jetzt jemand, der für Rhus empfänglich ist,
nur von einem Hauch des Stammes gestreift wird,
erkrankt er sofort. Er ist dann so lange
für weitere Vergiftungen unempfänglich,
bis er wieder auf den Beinen ist,
selbst wenn er unter dem Strauch liegt,
durch den er vergiftet worden ist.

Es ist mit der Scarlatina nicht anders.
Wenn einer gegen die Vergiftung nicht gewappnet wäre,
hätte er sie im Nu.
Dann ginge es so weiter, dass sein Ganzes betroffen
und er mehr und mehr vergiftet würde,
bis er schliesslich stirbt.

Wenn du an Namen denkst,
denkst du an Arzneimittel, du kannst gar nicht anders.

Jeder Arzt mit pathologischen Begriffen im Kopf,
der keine organischen Störungen findet,
neigt zu der Annahme,
dass der Patient sich seine Leiden bloss einbildet.

Der voreingenommene Kopf ist nicht bereit,
einfach Fakten und Symptome aufzuschreiben,
sondern er sagt:
«Ich will die Organe und die Teile untersuchen,
und dann, wenn ich sehe,
dass sie Kongestionen zeigen oder entzündet sind,
weiss ich, was ich zu tun habe.»

Alle äusserlichen Ursachen
wirken von aussen nach innen.

Wir sehen organische Veränderungen
wie äussere Ursachen an,
weil sie den äusseren Menschen betreffen.
Nicht anders sehen wir den Einfluss der Atmosphäre
oder einen Splitter im Gewebe an.

Die Resultate der Krankheit
geben niemals ein Bild von der Natur der Krankheit,
das tun nur die Symptome.

Wir müssen darüber nachdenken,
was den Patienten krank macht,
nicht, welche Ursachen seine Leber, seine Nieren
oder seine anderen Organe verändern.

Wenn Ignoranten über die Pathologie nachdenken,
sollten sie die Pathologie
mittels des Patienten verbessern, statt zu versuchen,
den Patienten mittels der Pathologie zu verändern.

Es gibt keine noch so kleine Zelle oder ein Gewebe,
das nicht Seele oder Lebenskraft enthielte.

Denkst du daran, einen Tumor zu heilen?
Wenn du das tun wolltest,
hättest du diese grossartige Philosophie missverstanden.
Verabreiche ein Mittel, das das heilt,
was mit dem Patienten nicht in Ordnung ist,
dann wird am Ende der Tumor verschwinden.

Der Arzt ist nicht dazu da,
die Resultate der Krankheit zu behandeln,
sondern die Krankheit selbst.
Alle pathologischen Veränderungen
müssen als Resultate der Krankheit angesehen werden,
weil jede Krankheit dynamisch ist.

Die Homöopathie bewirkt Verschlimmerungen,
sie berührt das Geheimnis der Krankheit.
Sie bezieht sich auf den Patienten.
In dieser Sphäre finden sich alle Krankheitsursachen.

Beachte den Unterschied
zwischen einer Verschlimmerung der Krankheit
und einer Verschlimmerung,
die durch das Mittel hervorgerufen worden ist.
Massive Dosierungen verschlimmern in der Regel
die Krankheit, wogegen hohe Potenzen
die Krankheitssymptome verschlimmern.

Vermeide eine unnötige Verschlimmerung der Symptome,
indem du die Potenz dem Patienten anpasst.

Die Wirkung des Mittels ist mild.
Es wirkt nicht heftig,
aber die Reaktion des Organismus
beim Vertreiben der Krankheit kann stark sein.
Es kann ein tumultuarischer Vorgang einsetzen,
sobald die Ordnung wiederhergestellt ist.

Grobe Arzneimittel verschlimmern die Krankheit,
während Hochpotenzen
die Symptome der Krankheit verschlimmern
ohne dem Organismus
eine Arzneimittelkrankheit aufzupfropfen,
vorausgesetzt, dass das Mittel nicht wiederholt wird.

Wir haben im Bild der Krankheit
eine exakte Darstellung des Arzneimittelbildes.
Ist das Zufall? Kann man darüber nachsinnen
und dabei Atheist werden?
Ein Mensch, der nicht an Gott glaubt,
kann kein Homöopath werden.

Wir können unmöglich
alle Symptome eines Krankheitsfalles erkennen.
Wir sehen den Ausdruck des Gesichts,
aber wir wissen nicht, was er bedeutet.
Es gibt nichts im äusseren Menschen,
das seinen Ursprung nicht im inneren Menschen hat.

Vernachlässige auch nicht die geringfügigsten Symptome,
nimm alles wahr.
Empfange die Botschaft ungetrübt und schreib sie nieder,
denn es gibt keine andere Möglichkeit für den Arzt,
seinen Beruf auszuüben und seine Pflicht zu tun.

Wie kannst du es nur wagen,
dich in dieses Erscheinungsbild einzumischen?
Wie kannst du es nur wagen,
in diese Symptome einzugreifen?
Es gibt eben eine höhere Intelligenz
am anderen Ende der Leitung.

Die Frage der Palliation wird dich
besonders in den Anfangsjahren beunruhigen.
Du wirst von allen Seiten
von händeringenden Frauen
und von Männern bedrängt werden,
die das Geschrei ihrer Frauen
nicht mehr mitanhören können.
Was aber berechtigt dich,
den Schrei des Patienten zum Verstummen zu bringen,
indem du dir mit Palliativverfahren
die Möglichkeit nimmst, ihn zu heilen?

Wenn Symptome
durch die Reaktion des Organismus wiederkommen,
ist es besser, sie bleiben, als dass man sie
mit dem Einsatz eines Arzneimittels vertreibt.
Denn grobe Arzneimittel,
aufgrund von Theorien gegeben,
unterdrücken bloss die Symptome.

Wenn ein Mittel,
dessen oberflächliche Symptome
mit den oberflächlichen Symptomen der Krankheit
übereinstimmen,
deren Natur aber anderswohin deutet,
wird es eine Unterdrückung hervorrufen,
wenn es überhaupt wirkt.

Eine unpassende Verschreibung
kann zum Anlass eines Zusammenbruchs werden.

Das Gleiche geschieht, wenn der Arzt
für diese oder jene Symptomengruppe verschreibt.
Vermeide das, denn das heilt den Kranken nicht.

Je heftiger die Reaktionen
und je mehr Eile geboten scheint
und je schlimmer der Patient leidet,
umso mehr Schaden kannst du mit einer unüberlegten
und fehlerhaften Verschreibung anrichten.

Einer, der aufgrund eines Leitsymptoms
für alles verschreibt,
bringt den Fall durcheinander
und muss dann lange warten,
bis er die Erkrankung so sieht,
wie sie wirklich ist.

Wenn du ein Mittel gibst, musst du sicher sein,
dass die Natur des Mittels
mit der Natur des Kranken übereinstimmt
(wie auch die Symptome).

Weil dieses oder jenes Organ befallen worden ist,
daraus kannst du nicht einfach schliessen,
dass es sich um eine andere Krankheit handelt.

Eine entzündete Leber ist nicht die Krankheit.
Die Leber ist nicht die Ursache.
Sie wird von der Lebenskraft beherrscht,
und sie ist das, was die Lebenskraft aus ihr macht.

Wir können niemals gute Homöopathen sein,
wenn wir Gewebsveränderungen für Krankheiten halten.
Sie sind lediglich die Resultate der Krankheit.
Wir müssen von innen nach aussen denken.

Die Kur ist so lange keine Kur,
solange sie nicht die geistige oder dynamische Ursache
der Krankheit vernichtet.
Ein beseitigter Tumor heilt den Patienten nicht,
weil ja die Ursache weiterbesteht.

Ungeordnete Empfindungen sind Krankheitsbeweise.
Die ungestörte Lebenskraft
weckt natürliche Empfindungen.
Nur eine kranke Geistige Substanz (Lebenskraft)
kann abnormale Empfindungen erzeugen.

Die Kraftentwicklung hängt von der Ähnlichkeit ab,
nicht von der Potenzstufe,
und gewinnt an Stärke nur im Verhältnis
zur Ähnlichkeit.

Um Leute zu heilen,
brauchst du keine grösseren Quantitäten,
als um sie krank zu machen.

Nur wenn du auf die Dauer sorgfältige Arbeit leistest,
wirst du deinen Ruf aufrechterhalten
und in der Lage sein, Kranke zu heilen.

Wie kommt es, dass Brot und Fleisch
den menschlichen Körper ernähren?
Wir wissen es nicht.
Wie das homöopathische Mittel die Krankheit heilt,
werden wir niemals wissen;
doch können wir die Richtung erkennen,
in welcher das Leben in den Körper fliesst,
wie auch die Richtung des Heilungsverlaufs.

Wenn im Heilmittel Qualität in Quantität umschlägt,
hat das mit Ähnlichkeit nichts zu tun.
Das ist antipathisch und wird seiner Natur nach unähnlich.
Die Dosis kann zu gross sein,
um einen Heilungseffekt zu bewirken,
doch gross genug, um eine Wirkung hervorzurufen.

Wenn zur Prüfung grobe Arzneimittel
bei Leuten eingesetzt werden,
die unempfänglich für potenzierte Gaben sind,
wird das eine oder andere Organ betroffen.
Das sind dann unvollständige Prüfungen,
keine echten Prüfungen. Das gibt kein Mittelbild.
Halte dich zurück, denn bevor du
einen Gesamteindruck bekommen kannst,
müssen Hunderte derartiger Prüfungen
gemacht worden sein.

Die Seele, das Innerste des Menschen,
kann durch kein Arzneimittel beeinflusst werden.
Das kann nur durch den eigenen Willen geschehen.

Wenn die dritte Potenz heilt,
ist etwas Höheres in ihr enthalten.
Grobe, sichtbare Materie
kann nicht in die Lebenskraft eindringen.

Man kann mit dem Mikroskop
keinen Lebensrätseln auf die Spur kommen.

Arzneimittelwirkungen, wenn sie sich
gegen pathologische Hindernisse durchgesetzt haben,
gleichen sich zu sehr.
Das gilt auch bezüglich der Krankheit.

Der dynamische Bereich liegt im Verborgenen
oder über dem Stoffwechselbereich,
er ist diesem übergeordnet und gebietet ihm.
Er ist der Bereich der Prüfungen.

Die tiefe Potenz
erreicht eine Anzahl von Aussenbereichen,
zielt weniger genau und ist nicht so geistartig
wie die hohe.

Das Wort Krankheit meint in seiner wahren Bedeutung
Zeichen oder Symptome,
die *vor* der organischen Erkrankung da waren.

Wenn du diese wie ein gemeiner Kesselflicker angehst,
kannst du wohl eine akute Störung beheben –
lass dann aber um Gottes willen die Finger
von den chronischen Krankheiten.

Im kleinen Kind entrollt sich uns
die Geschichte des Vaters,
im Alter die Geschichte der Jugend.
So können wir abschätzen,
ob der Patient genesen oder sterben wird
oder ob nur gelindert werden kann.

Krankheit spielt sich in verschiedenen Bereichen ab.
Akute Störungen ergreifen einen äusseren Bereich
und beeinflussen das Leben nur wenig.
Die chronischen Krankheiten dagegen
packen den Menschen,
sagen wir in seinem innersten Wesenskern.

Der Acarus (Krätzmilbe) ist dann
das Endergebnis einer inneren Verfassung,
die anzeigt, dass die Bedingungen im Organismus
von solcher Art sind, dass sie letzten Endes
den Acarus ermöglichen.

Bei akuten Miasmen wird die ganze Störung
in einem einzelnen Individuum gefunden,
bei chronischen Miasmen ist das nicht so.

Wie kommt es, dass der Allopath
durch das Kauterisieren des Krebses
und des Halsgeschwürs
die Manifestationen des Krankheitsgeschehens
auf die inneren Organe wirft?

Dadurch entsteht ein lebensgefährliches Geschwür,
das zehnmal grösser ist, als das äussere gewesen war.
Mit Sicherheit leidet die Lebenskraft,
wenn Halsgeschwüre entfernt werden.
Am Ende kommt es dann
zu organischen Veränderungen.

Der Arzt muss die inwendigen Schlupfwinkel
der Symptomatologie aufspüren.
Das wirkliche Leben des Patienten
muss sich einem erschliessen.
Lerne die Ängste, Instinkte, Wünsche
und Abneigungen des Patienten kennen.
Beim Betrachten der Gemütsbewegungen
erwischt man das Mittel oft blitzartig.

Wenn du deinen Patienten zum Sprechen bringen kannst,
findest du heraus, inwiefern er krank ist.
Es braucht lange Übung, bis man einen Patienten
beim Sprechen an der Leine halten kann.

Es fällt einem nicht immer leicht,
den Mund zu halten,
während der Patient seine Geschichte erzählt.
Das muss man lernen.

Das Umhertappen und Nichtwartenkönnen
nach einer Mittelgabe ist ein Greuel.
Es gibt Zeiten der Besserung
und Zeiten der Verschlechterung.
Lass die Lebenskraft wirken, solange sie kann,
und wiederhole nur, wenn die ursprünglichen
Symptome zurückkommen und bleiben.

Wir brauchen nicht in den Bereich vorzudringen,
der die andere Welt genannt wird,
um einen Ort zu finden, wo die Geister wohnen.
Die Geister sind nicht mehr un-vorstellbar.

Das Bewusstsein,
das zwischen zwei Wesen schwingt,
macht die Atmosphäre aus,
in der sie einander erkennen;
eine Entsprechung,
wie wir sie bei Himmelskörpern finden.
Es herrscht zwischen ihnen
entweder Harmonie oder Feindschaft.

Jeder Mensch und jedes Tier
hat eine Atmosphäre.

Du kannst Tuberkeln so hoch potenzieren,
dass sich in der Flüssigkeit
keine Spur der Mikrobe mehr findet.
Gibt man sie dann einer empfänglichen Person,
wird diese Flüssigkeit ihre eigene Krankheit produzieren
aufgrund ihrer Geistigen Substanz.

Du musst erkennen,
dass die Lebenskraft eine andere Geistige Substanz
(die Krankheitsursache oder das heilende Mittel)
in sich aufnehmen
bzw. deren Einfliessen ermöglichen kann.
Das ist dann so, wie wenn Elektrizität und Töne
gleichzeitig durch den Draht in ein Telefon
geschickt werden.

Die Krankheitsursachen
liegen in der Geistigen Substanz verborgen.
Wir müssen das Reich der Ursachen betreten,
um das Wesen der Krankheit zu erkennen.

Wir potenzieren deshalb,
um das Mittel so fein zu machen,
dass es in die Lebenskraft einfliessen kann.

Die Krankheit verläuft von innen nach aussen.

Die Homöopathie ist als Gesetz und Lehre begründet
und operiert in der Welt der Ursachen.
Wenn das nicht so wäre, könnte sie sich nicht
in der Welt der höchsten Dinge finden.

Sobald die vitalen Kräfte in Konfusion geraten,
ist die Ordnung dahin.
Konfusion regiert wie im Mob.
Die Behandlungsmethoden der Alten Schule
verschlimmern die Konfusion.

Tiefe Potenzen können akute Störungen beseitigen,
weil akute Störungen
die Aussenbereiche der Geistigen Substanz
und den Körper betreffen.
Bei chronischen Krankheiten
ist die Störung tiefer angesiedelt,
und die Abstufungen sind subtiler.
Folglich muss das Mittel so lange
in subtilere oder höhere Stufen umgewandelt werden,
bis es den Bereich der chronischen Krankheit
erreicht.

Die Lebenskraft beherrscht, regiert und koordiniert
den menschlichen Körper.

Diese einfache Substanz
wird wiederum von einer anderen,
höheren Substanz beherrscht, der Seele.

Die Hellseherin sticht durch eine besondere Intensität
ihres ganzen Wesens hervor:
Sie ist hochelektrisch
und sensibel für die Himmelskörper,
und sie wird durch alles gereizt.
Eigentlich ist sie krank.
Diese Dinge enthüllen uns
die Natur der Empfänglichkeit und der Sympathie.

Es genügt nicht, einfach zu sagen,
dass die Leute ihr Gleichgewicht verloren haben;
so drückt man die Sache bloss in der üblichen Art aus.
Individuen, die überempfindlich sind, sind krank.
Sie werden von jedem, der ihnen begegnet, verletzt.
Dies deutet auf ein tiefer liegendes Kranksein hin
als das von einem unmittelbaren Anlass ausgelöste.

Suche nie im Ding selbst die Ursache.
Sie muss schon dagewesen sein,
bevor sie im Organismus erscheint.

Diese chronischen Hautleiden
sind keine lokalen Krankheiten.
Es widerspricht aller Wissenschaft und Logik
(ausser der allopathischen Medizin)
zu behaupten, dass irgendetwas, das existiert,
seine eigene Ursache sei oder dass es fähig sei,
in sich selbst Veränderungen hervorzurufen.

Die Lebenskraft hält alles in Harmonie
und bewahrt in gesundem Zustand die Ordnung,
genauso wie die Elektrizität in ihrem Urzustand
in die Ordnung eingebunden ist.

Die Vorstellung, dass ein Organ wie die Leber,
die der Lebenskraft unterworfen ist
und deren Funktion von der Lebenskraft gesteuert wird,
von selbst eine Krankheit auslösen
und daher den Patienten krank machen kann,
ist absurd.

In dem Moment, wo die Lebenskraft
verstimmt oder ungeordnet geworden ist,
wirkt sie auf die Leber anders,
als wenn sie ausgeglichen wäre.
Die Folge davon ist, dass die Leber
(deren Tätigkeit von der Lebenskraft bestimmt wird)
nicht mehr richtig funktioniert.

Solange die Lebenskraft harmonisch wirkt,
kann ein Organ, das sie reguliert,
nicht anders als in einer harmonischen Weise
funktionieren.

Die Heilung geschieht dadurch,
dass die erkrankte oder gestörte Lebenskraft
wieder in ihre normale (gesunde) Verfassung
zurückgebracht wird.

Hahnemann war immer demütig,
sich selbst schrieb er nichts zu.

Jede Empfindung findet ihre Entsprechung
in etwas, das im Innern lebt.

Die Arbeit muss von innen nach aussen getan werden,
um dauerhaft zu sein.

Zwei Kranke sind sich unähnlicher
als zwei Gesunde.

Es würde der Alten Schule schwerfallen,
zu definieren, was ihr System eigentlich ist.
Sie sagt: «Wir befolgen Regeln.»
Wenn sie Schmerzen
mit schmerzstillenden Mitteln lindert
und Verstopfungen durch Abführmittel,
hat sie keine Ahnung, dass das Folgen nach sich zieht.
Wenn die Lebenskraft verstimmt ist, ist sie gestört,
und die Alte Schule versucht, diese Störung zu imitieren.
Eine perfekte Imitierung würde zur Homöopathie führen.

Wir haben einerseits
den Einfluss der Krankheit auf die Gesundheit
und andererseits
den Einfluss der Arzneimittel auf die Gesundheit.
Wir stellen fest, dass beide das Gleiche bewirken.
Ist das nicht seltsam?

Jede Verrichtung in der Homöopathie
muss auf einem unumstösslichen Prinzip beruhen.

Beim Studium der Homöopathie
darf es kein «glauben» geben.
Hahnemanns induktive Methode
ist die einzig richtige.

Man braucht ein kundiges Urteil,
um wenig Fehler zu machen.
Je weniger man von der Welt der Krankheit weiss,
desto mehr Fehler macht man.

Zehn Jahre Praxis werden eine Offenbarung für dich sein,
dann verstehst du die Menschen und ihre Psyche.
Du wirst bald wissen, was sie denken
und oft mit einem Blick
die Verfassung eines Patienten erkennen.

Masern oder Scharlach sind nun für dich
nicht mehr länger feststehende Krankheiten,
die du gelegentlich so und so behandelt hast
und die du wieder auf die gleiche Weise
zu behandeln gedenkst.
Hüte deinen Geist vor dem Gewohnheitsdenken.

Alles, was erschöpft,
schlägt sich im Innern nieder.

Die Lebenskraft und die Seele finden sich gleichermassen
in der Zelle wie im ganzen Körper.
Sie sind auch in dem Mittel, das, auf die Zunge gegeben,
augenblicklich den Organismus ergreift.
Ich reiste einst tausend Meilen weit,
um einer paralysierten Frau
eine Dosis Zincum auf die Zunge zu legen,
welche die Wirkung in weniger als sechzig Sekunden spürte
und innerhalb von sechs Wochen ihre Paralyse los war.

Es gibt keine verschiedenen Gesetze
für die Ansteckung
und für die Arzneimittelprüfung;
beide sind eins.

Im Prodromalstadium
durchdringt das Mittel den Organismus
still und vollständig,
dann kommt die Entwicklung der Krankheit,
die ihren Lauf nimmt.

Wenn Pathologisches
den Platz der Symptome eingenommen hat,
gibt es kaum eine Heilungschance mehr.
Wenn Organzerstörungen vorliegen,
scheinen kaum mehr Leitsymptome
in das Dunkel zu leuchten.
Die vor-geschichtlichen Symptome sind weg
(aus der Zeit vor der pathologischen Veränderung).
Der Führer hat aufgegeben.
Man kann das nicht anders feststellen.

Wenn die Lebenskraft
nicht diese besondere Empfänglichkeit besitzt,
dass schon der Hauch von einem Mittel heilt,
können wiederholte Gaben
zwar die Symptome unterdrücken,
aber nicht heilen.
Man erzielt nur eine Primärwirkung,
die Heilwirkung dagegen bleibt aus.
Die Reaktionsenergie der Lebenskraft
ist nicht ins Spiel gebracht worden.

Du weisst, dass das Kind an der Mutterbrust
die Wirkung des Mittels genauso verspürt wie die Mutter.
Mach dir nichts vor:
Wenn die Mutter auf das Mittel nicht anspricht,
spricht auch das Kind nicht an.
Das Mittel rutscht nicht durch einen Trichter.
Die Mutter muss dafür empfänglich sein, dann wirkt es.

Es ist eine Ungereimtheit, wenn man sagt:
«Ich habe ein homöopathisches Mittel gegeben,
aber es half nicht.»
Die Verabreichung von homöopathischen Mitteln
ist angewandte Wissenschaft.

Geistige Substanzen verbinden sich und fliessen
in Richtung des geringsten Widerstandes
in sichtbare und unsichtbare Dinge.

Wenn wir es unternehmen wollten,
mit dem Mikroskop zu untersuchen,
was Empfänglichkeit und Affinität ist,
wäre uns kein Erfolg beschieden.

Denn das Mikroskop liefert uns lediglich
eine Menge von Resultaten, die oft sehr schön sind,
aber die Ursachen bleiben unsichtbar.
Wir sehen nur die Ergebnisse.

Es gibt einen Stoffwechselbereich
und einen Bereich der Dynamis.
Gewöhnliches Salz
wird von einer normalen Person normal aufgenommen,
wenn es aber ein Kranker isst, der es braucht,
wird er trotzdem nicht gesund,
weil er es in einer höheren Potenzstufe braucht.

Als nun der Mensch begann,
schlechte Gedanken zu wälzen,
veränderte er sich derart in seinem Geistigen Urgrund,
dass sich seine Körperlichkeit veränderte.
Das machte ihn für äussere Einflüsse empfänglich.

Der Körper wurde korrupt,
weil der Mensch seinen Willen korrumpierte.

Heutzutage darf man keinen Hautausschlag zulassen.
Alles wird vertrieben, sobald es sich nur zeigt.
Wenn das noch eine Weile so weitergeht,
wird die Menschheit von der Erde weggefegt.

Konfusion entsteht,
wenn man seinen Kopf verliert,
aufgrund einiger Indikationen verschreibt
und ein Mittel gibt,
wenn keines gegeben werden dürfte.

Zunehmende Befindensveränderungen
zeigen zunehmende Leiden an.
Die Zunahme von Symptomen
bedeutet oft Abnahme der Krankheit.

Wenn Hahnemann von Krankheit spricht,
hat er dabei die Krankheitsvorgänge im Auge.

Es ist so übel wie unnütz,
eine zweite Gabe zu verabreichen,
solange die Wirkung der ersten Dosis
noch nicht aufgehört hat.

Wende das angezeigte Mittel nicht äusserlich an.
Wenn es nichts Gutes vollbringt,
hat es auch keinen Sinn, es einzusetzen.
Wenn es etwas bewirkt, geschieht das so,
dass zuerst die äusserliche Krankheitserscheinung zuheilt,
bevor die innere heilt.
Dadurch hat die innere keine Möglichkeit mehr
herauszukommen.

N*ie*, unter keinen Umständen
darfst du lokale Anwendungen
bei einer innerlichen Zerrüttung machen.
Das wäre der höchste Grad
medizinischer Gottlosigkeit!

Das Natürlichste scheint zu sein,
das äussere Hindernis zu beseitigen.
Aber etwas, was von innen herauskommt,
muss von innen her angegangen werden.

Es zeugt von einer wirklich oberflächlichen
Kenntnis der Homöopathie,
wenn man einfach darauf achtet,
dass sich die Symptome decken.

Es gibt allgemeine, gewöhnliche
und merkwürdige Symptome.
«Allgemein» (general) hat hier die Bedeutung
eines Generals, weil die allgemeinen Symptome
alle anderen kommandieren
und den Patienten völlig beherrschen.

Die modernen Versuchspersonen
schreiben lediglich die gewöhnlichen
und die pathologischen Symptome auf,
welche das Mittel produziert,
und vergessen dabei die allgemeinen
und merkwürdigen Symptome.

Wie oft meint man, dass ein Patient
sämtliche Symptome der Materia Medica aufweist,
während in Wirklichkeit
kein einziges allgemeines oder Leitsymptom da ist,
nach welchem man verschreiben könnte.
Ein solcher Mangel an Symptomen
deutet auf eine schwache Vitalität hin.

Wenn dir klar wird, dass ein leidender Patient
in vierundzwanzig bis achtundvierzig Stunden gehen muss,
dann kommt eine wunderbare Seite
der Homöopathie zum Tragen, die Euthanasie,
indem die Lebenskräfte überraschend aufgeweckt werden
und der Patient ruhig hinübergeht.

Wenn du im Alter zu spüren beginnst,
dass alle gut geprüften Mittel deine Freunde sind,
solltest du in deinem Innern spüren,
dass du ein Instrument im Dienste dieser Heilkunst bist.

Man kann von den Arzneimitteln
noch viel mehr über die Krankheiten lernen,
da die Krankheiten in ihren Höhepunkten
oft ziemlich verdunkelt sind.

Die Grenze eines Arzneimitteleinsatzes
zieht die Symptomatologie.

Ein Gesetz kann nur
nach sorgfältigem und vollständigem Studium
subtiler Arzneimittelprüfungen
und entsprechend subtilen Prüfungen
von charakteristischen Krankheitszeichen
demonstriert werden.

Alle Empfindungen müssen
in ihren feinsten Schattierungen
wahrgenommen werden,
denn diese Veränderungen
machen das Wesen der Krankheit aus.

Wenn Arzneien
keine solchen Veränderungen bewirken könnten,
könnten sie auch nicht heilen.
Das ist der springende Punkt.
Wenn du herausfinden wolltest,
ob das Ähnlichkeitsgesetz ein Heilgesetz ist,
müsstest du alle diese subtilen Symptome heranziehen.

Die Pathologie wird nicht beachtet,
wenn man ein Mittel für den Kranken sucht.

Das Mikroskop taugt nur dazu,
die konkreteste Materie anschaulich zu machen.
Wenn die dritte Potenz von Gold heilt,
dann, weil Feineres vom Gold darin enthalten ist.

Es gab zu keiner Zeit einen echten Homöopathen,
der vom ernsthaften Studium der Anatomie
und Physiologie abgeraten hätte.

Sobald du anfängst, aufgrund von
merkwürdigen Symptomen zu verschreiben,
verschreibst du aufgrund von Leitsymptomen,
und dann machst du keine gute Arbeit.
Wenn du drei Symptome hast – Leitsymptome –,
kann es schon sein, dass du möglicherweise
das richtige Mittel findest.
Kennst du aber deinen Patienten *wirklich*?
Hat sich dir sein *Wesen* offenbart?
Niemals wirst du auf diese Weise
den Fall in den Griff bekommen
oder seine wahre Natur ergründen.

Wenn ein Mittel einem Patienten befriedigend genutzt hat,
dann wechsle das Mittel niemals,
sondern wende es so oft an, als es dem Patienten hilft.
Die dabei hervorgetretenen Symptome beachte nicht.

Das Mittel hat tatsächlich eine Veränderung bewirkt.
Mach nicht herum, dass,
wenn du ein bestimmtes Mittel
gleich am Anfang gegeben hättest,
du den Patienten hättest heilen können.
Die verdeckten Symptome
kommen als Folge des Mittels heraus.

Je mehr du die homöopathischen Methoden pflegst
und je schärfer du zu unterscheiden lernst,
desto klarer siehst du und umso mehr verstehst du.

Jeder Arzt sollte von festen Prinzipien geleitet werden,
wenn er ans Bett des Kranken tritt.
Wenn irgend möglich,
haben die Kranken ein Recht darauf.

Die miserabelsten Ärzte jagen immer
hinter Ausgefallenem und Absonderlichem her.
Es sind aber nicht diese ausgefallenen Symptome
und seltsamen Schmerzen, aufgrund derer
wir verschreiben und die einem selten dienlich sind.
Ausschlaggebend sind die Allgemeinsymptome,
die uns der *Patient mitteilt,* die ihn individualisieren.

Verschreibe nie für eine chronische Krankheit,
wenn du in Eile bist, nimm dir Zeit.
Gib nie eine Dosis von einem Mittel,
bis du nicht den ganzen Fall gehörig studiert hast.

Man kann keine fünfundzwanzig einwandfreien
Prüfungen seit Hahnemann zusammenbringen.
Die meisten Beteiligten klammern das aus,
was sie Einbildungen nennen
und schieben dafür Pathologisches hin.

Mit der Sicherheit,
mit der du ein einseitiges Mittel
für eine «Hysterikerin» verschreibst,
mit der Sicherheit
wird sie dir nach einiger Zeit wegbleiben,
weil du sie so nicht heilst.

Der Arzt muss die menschlichen Triebe kennen
und in der Natur des Menschen lesen,
und zwar nicht nur im Krankenzimmer,
sondern auch im gesunden Zustand des Menschen.

Wenn du dein ganzes Vertrauen in die Lebenskraft setzt,
wirst du nicht mit Mitteln herumwerfen.
Du musst so viel Zutrauen zum Organismus haben,
dass du, nachdem du eine kräftige Bewegung
in Gang gebracht hast, abwarten kannst.
Es findet eine sehr stille Veränderung statt.

Ein Leitsymptomverschreiber
ist wie ein Gedächtnisverschreiber.
Er hat nur auswendig gelernt, das aber nicht
zu einem Bestandteil seiner Kenntnisse gemacht.
Solche Verschreiber taugen nichts,
und wir sind der Ansicht,
dass ihnen «die Gnade versagt» wurde.

Die psorische Anlage endet einmal in Gehirnleiden,
ein andermal in Leberleiden
oder in Strukturveränderungen der Niere.
Die Symptome, die sich
nach den organischen Veränderungen präsentieren,
sind nicht besonders interessant,
obgleich sie nicht ignoriert werden dürfen.

Wenn wir uns die jahrelange Dauer
der chronischen Fälle vergegenwärtigen
und dass sie oftmals
durch mehrere Generationen vererbt sind,
dann kann man wohl bei einer Kur
von zwei bis drei Jahren
von einer schnellen Kur reden.
Im Allgemeinen braucht man zwei bis fünf Jahre,
um eine chronische Krankheit zu heilen.

Wir müssen immer daran denken,
dass die Lebenskraft Geistige Substanz ist
und dass das, was heilt,
ebenfalls Geistige Substanz sein muss.

Das grösste Geschenk für die Menschheit
bei unheilbaren Krankheiten
ist die Homöopathie.

In unheilbaren Fällen
gibt es ausgedehnte strukturelle Veränderungen.
Dann gebrauche kurzwirkende Mittel
und solche Antipsorica, die keine Beziehung
zu dem Fall in seinem Anfangsstadium haben.
Das Mittel, welches für die davorliegende Verfassung passt,
würde den Fall niederreissen.

Wenn wir bei unheilbaren Fällen ein Mittel geben,
das für den Gesamtzustand passt,
sind drei Dinge möglich:
erstens: Verschlimmerung der Symptome
bei fortschreitender Krankheit,
zweitens: keine Reaktion,
und drittens: Euthanasie.

Wenn die innere Natur des Mittels
nicht der inneren Natur der Krankheit entspricht,
wird das Mittel die Krankheit nicht heilen,
sondern lediglich die Symptome vertreiben,
welche sie überlagern,
das heisst, sie unterdrücken.

Solche Antipsorica, die keinerlei Beziehung
zum konstitutionellen Zustand des Kranken haben,
sind tröstlich, wirken palliativ und fungieren
als kurzwirkende Mittel.

Bei fortgeschrittener Phthisis
mit pathologischen Symptomen
bringst du den Patienten um,
wenn du aufgrund der alten Symptome verschreibst,
was hätte schon früher geschehen sollen.

Ein Sykotiker wird so lange nicht geheilt,
bis nicht ein Ausfluss wiedergekommen ist.

Alles, was das Bild des Falles verändert,
sollte vermieden werden.

Wenn ein Fall in einigen Tagen
mit völlig veränderten Symptomen wiederkommt,
ausgenommen den alten,
war die Verschreibung ungenau und unglücklich.

Man sagt, dass die Nachgeburt beseitigt werden muss,
und, wenn nötig, ausgekratzt.
Das ist verrücktes und lebensgefährliches Tun.

Der Körper ist aussen und innen
durch eine Membran geschützt,
die ihn gegen alle krankmachenden Einflüsse abschirmt
ausser gegen Gewalteinwirkungen.
Das gilt auch für eine Gebärende.
Solange man nicht den Uterus
durch störende Geschäftigkeit beschädigt,
besteht keine Gefahr einer Blutvergiftung.
Wenn die Plazenta durch sanftes Ziehen
und Bauchdrücken nicht herauskommen will,
soll man sie in Ruhe lassen.
Behandle die Ursache und nicht die Folgen der Störung.

Die Lebenskraft hat subtile Abstufungen.
Wir können uns den inneren Menschen
daher so denken, dass er unendlich mannigfaltig ist,
der äussere dagegen begrenzt.

Jetzt begreifen wir den Unterschied
zwischen kurz- und langwirkenden Mitteln.
Kurzwirkende Mittel passen
ausschliesslich für die äussere Hülle des Menschen.

Es ist bekannt, dass sich die Medizin alten Schlags
in all ihren Spielarten der Einsicht verschlossen hat,
dass die Ausübung der Medizin von klaren
und fasslichen Prinzipien bestimmt ist.
Sie betrachtet sie als eine blosse Sache der «Erfahrung».

Wenn durch die Pockenimpfung
eine neue Krankheit entsteht,
wird die frühere so lange verdrängt,
bis die neue wieder verschwunden ist;
sie kommt aber wieder,
selbst wenn es nicht zur Borkenbildung gekommen ist.
Das wird als ganz erstaunlich empfunden,
allein der Homöopath versteht den Vorgang.
Syphilis bringt Symptome der Skrofulose
auf die gleiche Weise zum Verschwinden,
und wenn Mercurius die Syphilis bezwingt,
dann erscheint die Skrofulose wieder.
Die eine hält einige verborgene Bezirke
im Organismus besetzt,
während die andere aktiv ist.

Die Kenntnis der komplementären Mittel ist nötig,
wobei man das nächstnachbarliche Mittel
seiner Natur nach und nicht bloss
nach einigen Symptomen erfassen muss.
So müssen in einer Reihe von komplementären Mitteln
die Eigenschaften genauso vorhanden sein
wie die Symptome.

Hab immer eine Reihe
von komplementären Mitteln parat.
Wir können niemals heilen, wenn wir die Mittel
nur nach einigen Symptomen wählen
und, wenn andere dazu erscheinen,
ein nichtkomplementäres geben.

Wenn man Nosoden aufgrund von Symptomen gibt,
welche sie beim Gesunden hervorrufen,
heilen sie so gut wie jedes andere Mittel.
Aber diese Dinger wahllos zu gebrauchen
ist eine Schande.

Organische Veränderungen
sind keine Basis für eine Verschreibung,
sondern die Symptome, die da waren,
bevor es zu diesen organischen Veränderungen
gekommen ist.

Die Gemütssymptome, falls bekannt,
sind am wichtigsten.
Wenn pathologische Symptome
gegen ein Mittel sprechen,
aber die Gemütssymptome weisen darauf hin,
geben diese den Ausschlag.

In Fällen mit fehlenden Symptomen
muss der Patient so lange mit Sac. lac. durchgehalten
werden, bis man etwas Hinweisendes findet,
z. B. Verschlimmerung der Symptome morgens
oder um Mitternacht.
Wenn der Patient nur «müde» ist
und hinweisende Symptome fehlen, wisse,
dass das auf eine ernste Erkrankung hindeutet –
Schwindsucht, Brightsche Krankheit, Krebs
oder dergleichen.

Ein reichlicher Ausfluss
schützt manchen vor Organveränderungen.

Wenn die Störung sich
an einer bestimmten Stelle lokalisiert,
hat sie die Absicht, das Organ in Stücke zu zerreissen.
Wenn dieses aber einen Ausfluss schafft,
ist das eine Art Sicherheitsventil,
wodurch die anderen Organe geschützt werden.

Hahnemann hatte nicht die gemeine Krätzmilbe im Sinn,
als er von der Krätze sprach,
sondern alle Hautleiden als eine Gattung.

Keine Anwendungen,
die irgendetwas zu bewirken imstande sind,
können ohne Schaden durchgeführt werden.
Wenn sie so simpel sind,
dass sie die Symptome überhaupt nicht verändern,
taugen sie natürlich gar nichts.

Je mehr ein Patient gesundet,
desto wahrscheinlicher kommt es zu einer Hauteruption.
Die Vitalenergien müssen dafür ausreichend sein.
Eine Kur verläuft von innen nach aussen.

Alle empfänglichen Prüfer erzeugen das Mittelbild.
Der Prüfer fängt die Arzneimittelkrankheit so,
wie die Leute Scharlach oder Grippe fangen.

Es gibt Stufen in einer unendlichen Stufenfolge.
Ein jeder kann für bestimmte Dinge
empfänglich gemacht werden,
oder er wird es durch bestimmte Dinge,
je nach seinem Empfänglichkeitsgrad.
Darum ist es reine Torheit,
eine bestimmte Höchstgrenze für die Dosis festzulegen,
wenn man nicht fatale Folgen riskieren will.
Sollte ein Arzt das trotzdem tun,
müsste er im Todesfall die Verantwortung tragen.

Die Zeichen, durch die wir erkennen,
dass jemand schon lange Zeit krank gewesen ist,
lernen wir durch unser Studium
der Pathologie und Anatomie.
Das sind aber nur die Resultate der Krankheit.
Die ursächliche Krankheit
gibt sich durch die Symptome zu erkennen,
durch die krankhaften Empfindungen.

Höre nie mit einem Mittel auf,
wenn es dem Patienten geholfen hat,
bevor du es nicht
mit einer höheren Potenz versucht hast.

Mit «höher» ist die innere Qualität gemeint.

Der innere Mensch ist dem äusseren übergeordnet.
In diesem äusseren Instrument spiegelt sich alles wider,
oder besser, spielt sich alles ab.

Der Arzt schärfe seine Augen allem gegenüber,
damit er in der Lage ist, beurteilen zu können,
und darüber hinaus muss er alles festhalten,
was ungewöhnlich ist,
eben alles, was Ausdruck der Krankheit ist.

Ein Mittel muss ähnlicher sein als das andere.
Nun ist es so, dass jemand,
der mit der Sache nicht vertraut ist,
nicht imstande ist,
die feineren Unterscheidungsmerkmale wahrzunehmen.
Die einen sind eben farbenblind,
während die anderen die Farben sehen.

Der homöopathische Arzt muss seine
Wissenschaft und Kunst unermüdlich studieren,
bevor er ein Kundiger werden kann.
Er wächst an ihr und wird gescheiter.
Und er wird klarsichtiger und erfahrener
in der Auswahl der Mittel für seine Kranken.

Auch der Erfahrenste macht Beobachtungsfehler.
Trotzdem muss er danach streben,
das ähnlichste unter den geprüften Mitteln zu finden
und sich klarzumachen, dass es ein ähnlichstes gibt.

Heidi Grollmann, Urs Maurer

Klassische Homöopathie verstehen

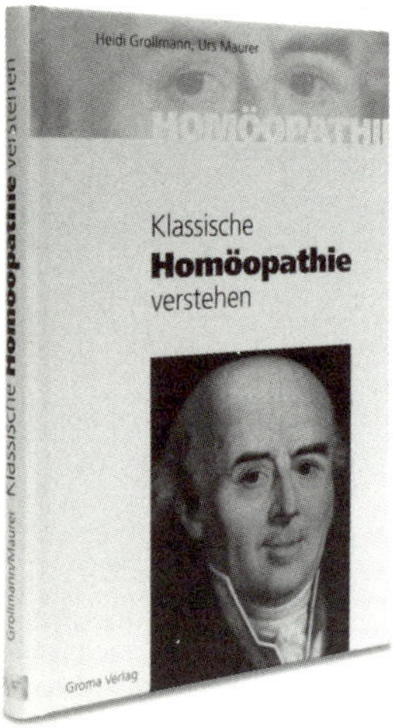

- ✓ erklärt Ihnen, wie Krankheiten entstehen und warum wir krank werden
- ✓ beschreibt Ihnen, welchen Einfluss die ererbten Krankheiten (Miasmen) haben
- ✓ ermöglicht Ihnen, den Prozess Krankheit – Heilung zu verstehen
- ✓ erklärt Ihnen auf gut verständliche Art und Weise die Grundlagen der klassischen Homöopathie
- ✓ hilft Personen, die bereits in einer homöopathischen Behandlung sind, ihre Therapie besser zu verstehen
- ✓ ist spannend zu lesen und mit vielen Fallbeispielen aus dem Praxisalltag der Autoren

Dieses Buch eignet sich bestens für Homöopathen zur Abgabe an Ihre Patienten. Verlangen Sie unsere Wiederverkaufskonditionen.

5. Auflage, gebunden, 91 Seiten, sFr. 19.00, € 12.50,
ISBN 3-9521004-0-4

Bestseller über 17 000 verkaufte Exemplare!

George Vithoulkas

Klassische Homöopathie bei Angst & Eifersucht

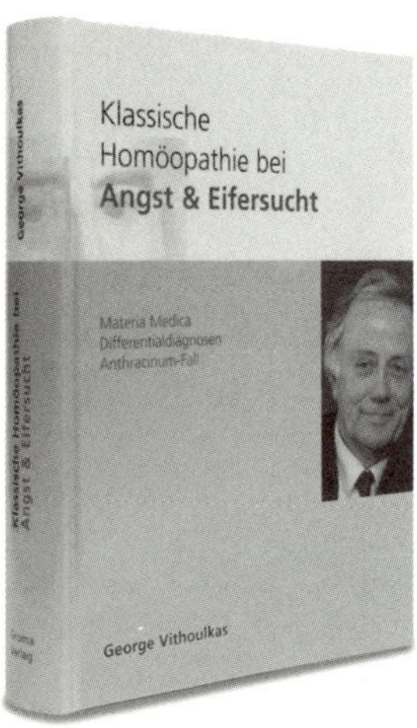

Dieses Buch enthält die Mitschrift des von der Schule für klassische Homöopathie Zürich im Oktober 2001 veranstalteten Seminars sowie nachträgliche Ergänzungen von George Vithoulkas.

Die 25 wichtigsten homöopathischen Arzneimittel bei Angst und Eifersucht werden prägnant beschrieben. Der homöopathische Meister lässt uns an seinem reichen Erfahrungsschatz teilhaben.

Das Buch enthält für die Leser viele Informationen und Anregungen für den Praxisalltag. Das umfangreiche Stichwortverzeichnis, die übersichtliche Gestaltung sowie die Leitsymptome der im Seminar besprochenen homöopathischen Mittel zeichnen das Buch auch als praktisches Nachschlagewerk aus.

Gebunden, 312 Seiten, sFr. 69.00, € 46.00
ISBN 3-9521004-3-9

Neuerscheinung!

Heidi Grollmann, Urs Maurer

Homöopathische Selbstbehandlung in Akutfällen

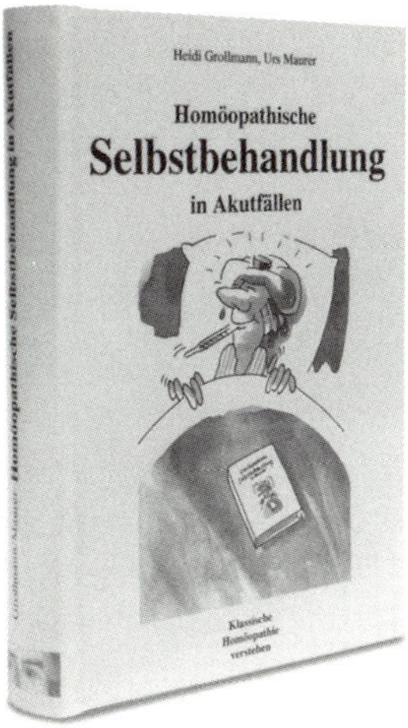

Dieses Buch vermittelt Ihnen auf leicht verständliche und übersichtliche Art das für eine erfolgreiche homöopathische Selbst behandlung notwendige Wissen. Nebst den allgemeinen Grund lagen werden die 32 wichtigsten homöopathischen Arzneimittel kurz und prägnant beschrieben. Mit Hilfe von 167 Stichworten können Sie sich rasch und zuverlässig einen Überblick über die für eine Behandlung in Frage kommenden Mittel verschaffen.

Das praktische Nachschlagewert für die homöopathische Selbstbehandlung.

4. Auflage, gebunden, 284 Seiten, sFr. 37.00, € 22.00
ISBN 3-9521004-1-4

Bestseller über 15 000 verkaufte Exemplare!

Heidi Grollmann, Urs Maurer

Understanding Classical Homœopathy

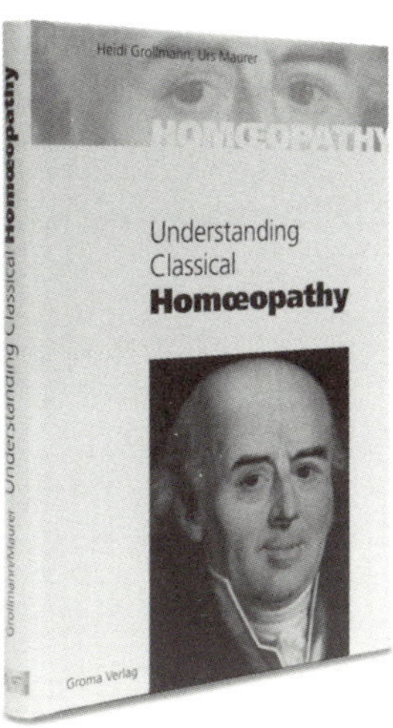

Classical Homœopathy has become an increasingly popular therapy in recent years, its use providing effective treatment of both acute and chronic illness. This book explains the fundamentals of Classical Homœopathy in a simple and easily understood way. Its aim is to help those already receiving homœopathic care to understand their treatment better, as well as to be an informative introduction to those who have an interest in the subject, or are looking for a better way to care for their health and the health of their family.
This book has become an extraordinary bestseller in the German-speaking world. Homœopaths across Europe are recommending it to their patients.

Hardback, 91 pages, sFr. 19.00, € 12.50
ISBN 3-9521004-2-0

english!